KB218075

대한민국 최고의 명의가 들려주는
통풍

SNUH
서울대학교병원
Health+

대한민국 최고의 명의가 들려주는

통풍

초판 1쇄 발행 2025년 2월 28일

지은이 이은봉

펴낸곳 서울대학교출판문화원
주소 08826 서울 관악구 관악로 1
도서주문 02-889-4424, 02-880-7995
홈페이지 www.snupress.com
페이스북 @snupress1947
인스타그램 @snupress
이메일 snubook@snu.ac.kr
출판등록 제15-3호

ISBN 978-89-521-3884-2 04510
      978-89-521-1498-3 (세트)

SNUH
서울대학교병원
Health⁺

대한민국
최고의 명의가
들려주는

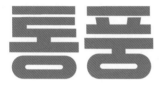

이은봉 서울대학교병원 류마티스내과 교수

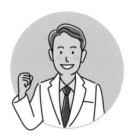

서울대학교출판문화원

첨단 지식정보화 사회에 들어 눈부신 의학 발전에도 불구하고 여전히 병마와 싸우는 수많은 환자들이 있기에 우리는 한시도 마음이 편할 수가 없습니다.

서울대학교병원 Health⁺ 시리즈는 정보의 홍수 시대에 근거가 빈약한 의학 정보가 무분별하게 난무하는 상황에서 의학적 근거와 기준을 제시하며 표준화된 건강 정보를 제공하고자 기획되었습니다.

특히 이 시리즈는 위암을 시작으로 유방암, 간암, 췌장암 등 다양한 암 질환과 각종 질병까지 의료진이 오랜 기간에 걸쳐 축적해 온 경험과 의학 지식을 알기 쉽게 풀어 내고 있습니다. 또한 각 질환별로 증상, 진단, 치료, 재활, 건강관리 등 환자들이 궁금해하는 점을 중심으로 일반인들도 이해하기 쉽게 구성되어 있습니다.

무엇보다 이 시리즈를 통해 서울대학교병원 최고 명의

들이 건강과 질병에 대한 전문 지식을 국민들과 함께 공유함으로써, 국가중앙병원으로서 국민 건강관리의 올바른 방향을 제시하고 평생 건강을 계획하며 관리할 수 있게 된 것은 정말 소중한 일이 아닐 수 없습니다. 더욱이 독자들의 관심과 요구에 부응하여 Health⁺ 시리즈를 다양한 질병으로 확장해 발간하게 되어 기쁘게 생각합니다.

이 책의 발간에 수고를 아끼지 않은 원고 집필 교수진과 서울대학교출판문화원 편집진에게 감사드리며, Health⁺ 시리즈 발간이 우리 모두의 건강한 미래를 밝히는 소중한 길잡이로서 국민 모두가 더욱 건강하고 행복한 삶을 영위해 나가는 뜻깊은 계기가 되기를 기대합니다.

서울대학교병원장

류마티스 의사에게 통풍은 매우 흥미로운 병입니다. 통증
이 정말 심한 병이지만, 약을 적절히 쓰기만 하면 환자의
고통을 드라마틱하게 줄여 줄 수 있기 때문입니다.

통풍은 고요산혈증으로 인해 관절에 침착된 요산 결정
이 급성 관절염을 일으키는 질환입니다. 처음에는 무증상
으로 혈중 요산 수치만 높게 나타나는데, 급성 통풍관절염
단계로 들어서면 통풍 발작과 무증상의 간기를 반복하다가,
장기적으로는 만성 통풍결절 관절염으로 진행합니다. 통풍
은 발생 기전이 비교적 명확히 알려져 있어서, 급성기에는
적절한 항염제로 염증을 신속히 가라앉히고 요산저하제를
이용해 혈중 요산을 적절한 수준으로 유지하면 통풍 발작
을 효과적으로 치료하고 예방할 수 있습니다. 과식을 피하
고 술, 과당 함유 청량음료, 고기, 내장류는 가능하면 먹지
않도록 하며, 규칙적인 운동을 통해서 적절한 체중을 유지

하는 것이 재발 방지의 첩경입니다.

통풍은 치료보다 예방이 더욱 중요한 질환입니다. 통증을 조절한 후에도 재발을 막기 위한 생활 습관 개선과 예방적인 약제의 투여가 적절히 이루어져야 합니다. 하지만 통증이 사라지면 통풍이 다 나았다고 착각하고 관리를 하지 않는 생활로 돌아가 통풍 발작을 반복적으로 겪으면서 병을 만성화시키는 경우가 많습니다.

통풍을 치료할 때 간과해서는 안 되는 또 다른 점은 통풍에 수반되는 대사질환과 심혈관 질환에 대한 적극적인 예방과 치료입니다. 비만, 고혈압, 당뇨, 고지혈증 등이 없는지 정기적으로 검사해 보고 적극적으로 치료해야 합니다. 통풍의 조절은 통증 치료의 문제이지만, 통풍에 수반되는 질환들에 대한 관리는 생명과 연결되는 문제이기 때문입니다.

이 책은 크게 세 부분으로 구성되어 있습니다. 우선 통풍의 임상상과 진단 방법을 설명하며 통풍이 어떤 병인지를 기술했습니다. 그다음으로 통풍이 발생하는 기전을 고요산혈증을 중심으로 설명하고, 통풍의 실제적인 치료와 예방 방법을 생활 관리, 식이, 운동, 그리고 약물의 측면에서 기술했습니다. 마지막으로는 그간 진료 과정에서 통풍 환자들이 궁금해했던 내용에 대해 답변을 달아 보았습니다.

책에 실을 영상 사진을 제공해 주신 서울대학교 영상의학과 홍성환 교수님, 약제 정보를 제공해 주신 서울대학교병원 약제부 최은선 약사님, 초고의 그림을 그려 준 우리 푸바오 이주현 양, 그리고 출판 기회를 주신 서울대학교출판문화원의 이경묵 원장님과 곽진희 출판실장님을 비롯한 관계자들께 감사드립니다. 그리고 늘 삶의 버팀목이 되어 준 와이프와 아들 준에게도 감사의 마음을 전합니다.

부디 이 책이 환자들이 통풍에 대해서 이해하고, 통풍

을 스스로 관리해 나가는 데 조금이나마 도움이 되었으면
합니다.

2025년 1월

이은봉(서울대학교병원 류마티스내과)

차례

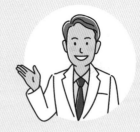

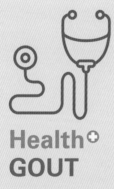

Health ✚
GOUT

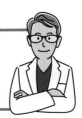

01 통풍이란?

통풍은 요산 결정이 관절 또는 연부조직에 침착해서 심한 염증을 일으키는 질환이다. 가장 흔하게는 엄지발가락의 뿌리 관절 부위에 급성 염증을 유발해 수 시간 내에 극심한 통증과 부종, 심한 발열과 발적을 일으킨다. 대개 1~2주 안에 서서히 가라앉지만, 통증의 정도가 산통 이상으로 심하기 때문에 약 없이는 참기 어렵다. 급성 통풍을 제대로 치료하지 않으면 통풍 발작이 지속적으로 반복되고, 결국 통풍결절(tophi)을 동반하는 다발성 만성 관절염으로 진행하여 관절을 파괴한다. 주로 관절에 발생하기 때문에 '통풍관절염'이라고도 불린다.

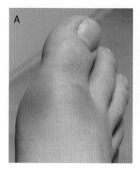 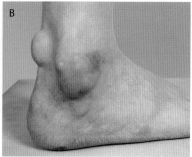

| A: 엄지발가락 뿌리 관절의 통풍관절염, B: 통풍결절(tophi)

➕ 관절의 구조와 관절염

관절은 뼈와 뼈가 연결되어 만들어진 구조물이다. 관절 안의 뼈는 대부분 표면이 매우 매끄러운 연골로 덮여 있어서 뼈와 뼈가 마찰 없이 부드럽게 움직일 수 있다. 관절 안에는 활액이라고 불리는 윤활액이 들어 있어 뼈와 뼈 사이의 마찰을 더욱 줄여 준다. 이러한 구조적인 특성으로 인해서 관절의 내부는 얼음이 얼음 위를 지나는 정도로 마찰이 거의 없는 상태를 유지한다.

뼈를 움직이는 것은 근육이며, 근육과 뼈를 연결해 주는 구조물을 힘줄이라고 한다. 근육이 수축하면 힘줄을 통해서 뼈와 관절이 움직인다. 뼈와 뼈는 인대라는 구조물에 의해 안정성이 유지되며, 관절은 관절낭으로 둘러싸여 있

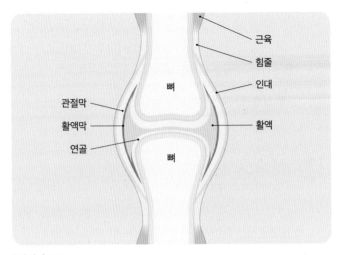

근육
힘줄
인대
뼈
관절막
활액막
연골
활액
뼈

| 관절의 구조

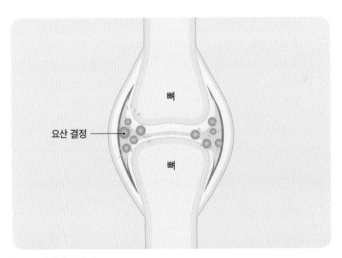

뼈
요산 결정
뼈

| 통풍(결정성 관절염)

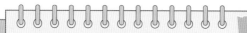

'왕들의 병' 통풍, 얼마나 오래된 병일까?

통풍은 매우 오래된 병이다. 이미 기원전 2640년에 이집트에서 첫 번째 발가락 관절에 생긴 관절염에 관한 기록이 있고, 기원전 5세기에 히포크라테스도 통풍이 심해서 걸을 수 없게 만드는 병이라고 기록했다.

통풍은 영어로는 gout이라고 불리는데, gout은 '떨어지다'라는 의미를 갖는 라틴어 gutta에서 기원한다. 옛날 사람들은 몸의 나쁜 기운이 관절에 떨어져서 통풍이 발생한다고 생각한 것이다.

대부분의 사람이 충분한 의식주를 누리지 못했던 시절에 통풍은 마음껏 먹고 마실 수 있는 사람들에게서 잘 발생했기 때문에 '왕의 병'이라고도 불려 왔다. 통풍으로 고생했다고 알려진 인물로는 영국의 헨리 8세, 아이작 뉴턴, 유명 화가인 미켈란젤로, 레오나르도 다빈치, 위대한 음악가인 베토벤 등이 있다.

다. 관절낭 안쪽에는 관절 윤활액을 만드는 활액세포층으로 구성된 활액막이 존재한다.

관절염은 관절 안에 염증이 발생한 상태이다. 관절염은 염증이 시작한 부위에 따라 구분할 수 있다. 활액막에서 염증이 시작했으면 류마티스 관절염, 연골이 닳으면서 염증이 발생하면 퇴행성 관절염으로 분류한다. 또한 염증의 원인에 따라서 감염성 관절염과 결정성 관절염으로 나눌 수 있다. 세균이나 바이러스가 염증의 원인이면 감염성 관절염, 요산과 같은 결정성 물질이 원인이면 결정성 관절염이라고 한다. 통풍은 요산 결정에 의해서 발생하는 대표적인 결정성 관절염이다.

➕ 통풍의 발병률

통풍은 남성에게서 발생하는 염증성 관절염 중에서 가장 흔한 질병이다. 통풍은 대사질환과 밀접한 관련이 있어서 전 세계적으로 비만 인구가 증가함에 따라 발생률도 지속적으로 높아지고 있다. 이는 우리나라도 예외가 아니다. 한 통계에 따르면 통풍은 2015년 기준으로 인구 10만 명당 2,000명 정도의 유병률을 보인다. 즉, 우리나라 전체로 보면 100만 명 정도의 환자가 있을 것이고, 우리나라 국민 100명 중 약 2명이 통풍 환자라고 볼 수 있다.

통풍은 여성보다는 남성에게서 주로 발생한다. 여성은 여성 호르몬인 에스트로겐이 신장에서 요산의 소변 배출을 촉진하기 때문에, 폐경기 전의 가임기 동안은 남성보다 혈

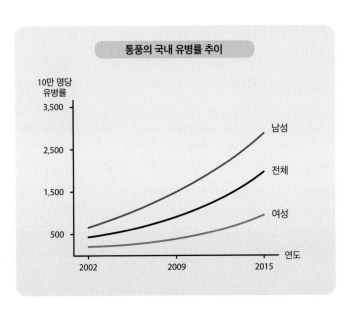

통풍의 국내 유병률 추이

10만 명당 유병률

남성
전체
여성

연도

2002   2009   2015

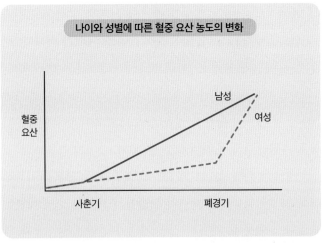

나이와 성별에 따른 혈중 요산 농도의 변화

혈중 요산

남성
여성

사춘기   폐경기

대한민국 최고의 명의가 들려주는 통풍

액 내 요산 수치가 1.0~1.5mg/dL 정도 낮다. 따라서 통풍이 잘 발생하지 않는다. 하지만 폐경으로 인해 에스트로겐 생산이 중단되면 혈액 내 요산 농도가 급격히 올라가 남성과 비슷해지면서 통풍의 발생도 늘어난다.

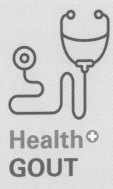

Health ⊕
GOUT

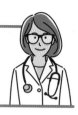

02 | 통풍의 증상과 단계

➕ 통풍의 증상

통풍관절염의 발작(통풍 발작)은 매우 특징적이다. 통풍 발작은 엄지발가락의 뿌리 관절(제1중족지 관절)에서 가장 흔히 발생하는데, 급성으로 발현해서 12~24시간 내에 염증이 최대치에 도달한다. 통풍 발작은 대개 밤이나 새벽에 발생하기 때문에 통증으로 잠에서 깨는 경우가 많다. 염증이 발생하면 극심한 통증과 함께 관절이 붓고 붉은 발적이 일어나며, 관절에 발열이 나타난다. 일부 환자의 경우 전신의 발열을 동반하기도 한다. 통증은 매우 심해서 마치 엄지발가락 전체에 불이 난 듯이 아프며, 옷깃만 살짝 스쳐도 통증이 참을 수 없이 악화된다. 통증의 강도는 출산 시의 산통이나 수술 후의 통증보다도 더 심하다.

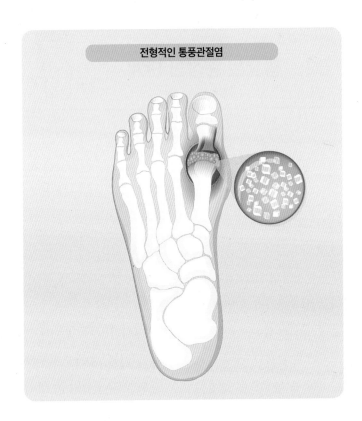

전형적인 통풍관절염

통풍 발작은 엄지발가락 뿌리 관절 외에도 발의 안쪽
관절들, 발목, 무릎과 같이 하지에 주로 발생한다. 흔하지는
않지만 손목이나 어깨, 팔꿈치, 손가락 관절에도 발생한다.
허리 관절에 통풍이 발생하는 경우는 매우 드물다. 관절뿐
만 아니라 발뒤꿈치, 팔꿈치 뒤쪽, 무릎 앞쪽과 같은 연부조

대한민국 최고의 명의가 들려주는 통풍

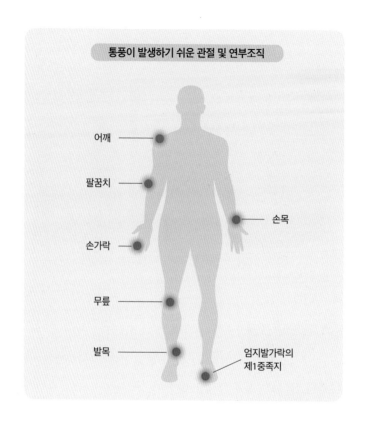

통풍이 발생하기 쉬운 관절 및 연부조직

어깨

팔꿈치

손목

손가락

무릎

발목

엄지발가락의
제1중족지

직에도 통풍 발작이 발생할 수 있다.

통풍관절염은 통풍 발작과 무증상기인 휴지기가 반복
적으로 나타나는 대표적인 간헐성 관절염이다. 비교적 흔
한 퇴행성 관절염이나 류마티스 관절염은 관절염 증상이
끊임없이 지속되면서 악화와 호전을 반복하지만, 통풍과

통풍결절(tophi)

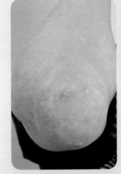 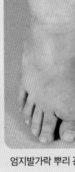 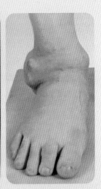

| 팔꿈치 | 엄지발가락 뿌리 관절 | 발목 외측 |

같은 간헐성 관절염은 관절염이 발생했다가도 전혀 증상이 없는 무증상기로 진행하고, 다시 관절염이 발생하기를 반복한다. 극심한 통풍관절염 발작이 나타났다가도 1~2주가 지나면 저절로 발작이 사라지는 것이다.

혈중 요산 농도가 장기간 높은 상태를 유지했던 환자들에게는 통풍결절이라는 피부하 결절이 발생하기도 한다. 통풍결절은 발가락, 발등, 귀, 팔꿈치 뒤쪽, 앞무릎 등에 자주 발생한다. 통풍결절 자체는 대개 통증이 없지만, 발에 생기면 신발에 눌려서 불편함이나 통증을 유발할 수 있고,

2차 감염이 되면 심한 염증으로 진행할 수도 있다. 무엇보다도 미용상 불편감을 호소하는 경우가 많다.

❋ 통풍의 단계

통풍관절염은 세 단계로 나눌 수 있다. 첫 번째 단계는 무증상 고요산혈증(Asymptomatic hyperuricemia) 단계이다. 이 시기는 혈액 내의 요산 농도가 높은 단계로, 아무런 증상은 없으나 혈액 검사를 통해 우연히 높은 혈중 요산이 발견되는 경우이다.

두 번째 단계는 급성 통풍관절염 단계이다. 고요산혈증이 오랜 기간 지속되면 요산이 관절에 침착되어 결정을 형성하기 시작하고, 관절 내의 요산 결정이 어떤 원인에 의해서 염증을 유발하면 급성 통풍 발작이 발생하는데, 이 단계를 급성 통풍관절염 단계라고 부른다. 일반적으로 '통풍'이라고 하면 급성 통풍관절염 단계를 말한다. 급성 통풍 발작은 대개 1~2주 내에 사라지고, 뒤이어 아무런 증상이 없는 통풍 간기(intercritical period)에 접어든다. 통풍 간기는 급성 통풍 발작과 번갈아서 나타나며, 시간이 지날수록 급성 통풍 발작의 빈도가 증가하면서 통풍 발작 간의 간기는 점점 짧아진다.

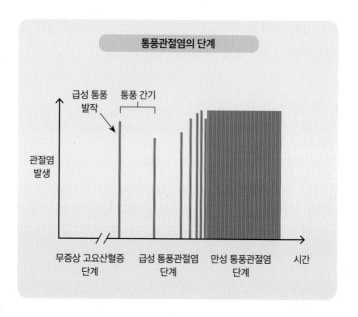

세 번째 단계는 만성 통풍관절염 단계이다. 급성 통풍 발작의 빈도가 늘면서 증상이 없는 통풍 간기가 점점 짧아지다가 결국 소실되면 관절염이 지속적으로 나타나게 되는데, 이 단계를 만성 통풍관절염 단계라고 한다. 만성 통풍관절염 단계는 대부분 통풍결절을 수반하기 때문에 '만성 통풍결절 관절염(chronic tophaceous gout) 단계'라고도 불린다. 첫 번째 통풍 발작부터 만성 통풍관절염까지 진행하는 데에는 대개 10년 이상이 걸린다. 만성 통풍관절염 단계에서

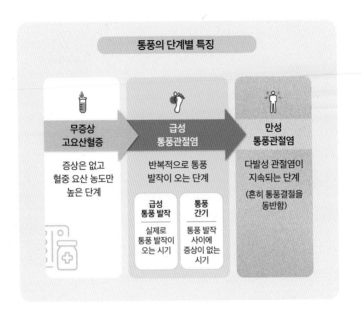

통풍의 단계별 특징

무증상 고요산혈증	급성 통풍관절염	만성 통풍관절염
증상은 없고 혈중 요산 농도만 높은 단계	반복적으로 통풍 발작이 오는 단계	다발성 관절염이 지속되는 단계 (흔히 통풍결절을 동반함)

급성 통풍 발작 — 실제로 통풍 발작이 오는 시기

통풍 간기 — 통풍 발작 사이에 증상이 없는 시기

는 요산 결정에 의한 염증이 관절을 파괴시켜 관절의 변형을 일으키고, 신장 등 내부 장기의 이상이 동반되는 경우도 많다. 만성 통풍관절염 단계에서는 손발을 포함한 여러 관절이 늘 부어 있고 통증을 유발하기 때문에 류마티스 관절염과 혼동되기도 한다.

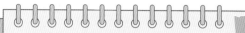

통풍 발작을 유발하는 요인

통풍 발작은 갑자기 찾아온다. 혈중 요산 수치는 높지만 별 증상 없이 지내다가 갑자기 관절에 통증을 느껴 당황하게 되는 경우가 대부분이다. 따라서 통풍관절염의 관리에 있어서 통풍 발작을 유발하는 요인을 파악하는 것은 매우 중요하다. 통풍 발작의 유발요인은 알 수 없는 경우도 많지만, 다음과 같은 것이 알려져 있다.

• **음주**: 모든 종류의 술은 통풍 발작을 일으킬 수 있다. 술 중에서도 퓨린 함량이 높은 맥주가 통풍 발작을 잘 일으키는 것으로 알려져 있다.

• **입원**: 혈중 요산 농도가 높은 환자나 기존에 통풍을 앓고 있던 환자가 다른 질환으로 입원을 하면 통풍 발작이 발생하는 경우가 많다. 특히 혈중 요산 농도가 평소에 6mg/dL 이상이고, 통풍결절이 있거나 요산저하제를 복용하고 있지 않은 경우에는 통풍 발작이 일어날 확률이 더 높다.

• **요산저하제의 복용**: 고요산혈증이 있는 사람이 요산저하제를 복용하기 시작하면 처음 3개월 동안은 오히려 통풍 발작이 증가하는 경향이 있다. 이는 관절 내에 침착된 요산이 녹아 나오면서 발생하는 것으로 추정된다.

- **혈중 요산 농도의 변화**: 수술, 사고, 단식, 과식, 탈수 또는 이뇨제 복용으로 인해 혈중 요산이 갑자기 변하면 통풍 발작이 발생할 수 있다. 혈중 요산 농도가 갑자기 상승하면 통풍 발작이 유발될 가능성이 높아지지만, 반대로 요산 농도가 갑자기 낮아져도 통풍 발작이 발생할 수 있다. 혈중 요산 농도가 변하면 관절 내 요산 결정에 영향을 미쳐 염증 반응을 유발해 통풍 발작이 나타난다.

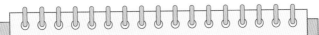

통풍 발작의 유발요인

음주
모든 종류의 술, 특히 맥주

입원
평소 요산 수치가 높고 통풍결절이 있는 환자는 입원 중 통풍 발작 가능성이 높음

요산저하제의 복용
요산저하제를 복용하기 시작한 지 3개월 이내

혈중 요산 농도의 급격한 변화
- 요산 증가: 과식, 탈수, 이뇨제 복용
- 요산 감소: 단식, 수술, 사고

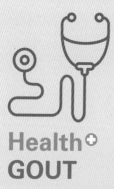

Health✚
GOUT

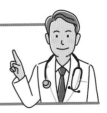

03 | 통풍에 흔히 동반되는 질환

통풍은 대사증후군(metabolic syndrome)과 관련이 깊다. 대사증후군이란 비만, 특히 복부비만과 관련된 다양한 질환을 일컫는다. 복부비만이 심하면 체내에서 인슐린 저항(insulin resistance) 현상이 나타나 혈당을 조절하는 호르몬인 인슐린이 제대로 작동하지 못하게 된다. 인슐린 기능이 저하되면, 혈액 내 당과 지방산을 제대로 처리하지 못함으로써 혈관내피세포의 기능을 떨어뜨려서 고혈압과 고지혈증을 유발하고, 다양한 심혈관 질환을 일으킬 수 있다. 이러한 일련의 관련 질환들을 대사증후군이라고 한다.

➕ 비만

비만은 체내의 과도한 지방 축적이 건강을 위협하는 상태를 말한다. 비만한 사람은 키에 비해서 체중이 많이 나간다. 비만은 체중(kg)을 키(meter)의 제곱으로 나눈 값인 체질량 지수(body mass index)로 정의한다. 서양인의 경우 체질량 지수가 25~29.9kg/m²이면 과체중, 30kg/m² 이상이면 비만으로 정의한다. 한국인의 경우는 체구가 작아서 체질량 지수가 23~24.9kg/m²이면 과체중, 25kg/m² 이상이면 비만으로 정의한다. 허리둘레로 정의하기도 하는데, 남성의 경우는 허리둘레가 90센티미터 이상, 여성의 경우는 85센티미터 이상이면 비만으로 정의한다.

비만은 단순히 미용상의 문제가 아니라 다양한 질병의 위험인자이다. 대사질환(당뇨병, 고지혈증)과 심혈관 질환(고혈압, 관상동맥질환 등)의 주요 위험인자일 뿐 아니라 암 질환(대장암, 신장암, 유방암 등), 수면무호흡증과 같은 호흡기 질환 및 지방간, 위식도역류증(역류성 식도염), 퇴행성 관절염 등 다양한 질환의 발생과도 연관되어 있다. 특히 비만은 통풍의 대표적인 위험인자로, 통풍 환자는 식이 조절을 통해 체중을 관리하는 것이 필수적이다.

⊕ 고혈압

심장이 수축과 이완을 반복하므로 혈압에는 수축기 혈압과 이완기 혈압이 있다. 보통 수축기 혈압이 140mmHg, 이완기 혈압이 90mmHg 이상이면 고혈압으로 진단한다. 하지만 당뇨병 환자 등 심혈관 질환의 위험이 높은 사람들의 경우 고혈압의 기준을 수축기 혈압 130mmHg, 이완기 혈압 80mmHg 이상으로 정의하기도 한다.

고혈압은 다양한 심혈관 질환을 일으킬 수 있다. 심장에 부담을 주어서 심부전을 일으키기도 하고, 관상동맥에 동맥경화증을 유발해서 심근경색과 같은 허혈성 심질환을 유발하기도 하며, 뇌졸중(중풍)과 같은 뇌혈관 장애나 만성 신부전을 일으키기도 한다. 많은 통풍 환자가 고혈압이 있으며, 통풍 진단 당시에는 고혈압이 없었더라도 시간이 지나면서 고혈압이 나타나기도 한다. 반면, 고혈압 치료에 흔히 사용되는 이뇨제는 혈청 요산 농도를 높이는 효과가 있으므로 장기간 이뇨제를 복용하는 경우 통풍이 유발되기도 한다.

➕ 이상지질혈증

혈액 내에는 다양한 종류의 지방이 존재한다. 대표적인 것이 콜레스테롤과 중성지방(트리글리세라이드)이다. 콜레스테롤은 혈액 속 지질단백(lipoprotein)에 의해 운반되며, 그 종류에 따라 건강에 미치는 영향이 다르다. 저밀도 지질단백(low density lipoprotein, LDL)은 콜레스테롤을 혈액에서 혈관벽으로 이동시키기 때문에 저밀도 지질단백에 붙어 있는 LDL 콜레스테롤은 보통 나쁜 콜레스테롤이라고 불린다. 이에 반해서 고밀도 지질단백(high density lipoprotein, HDL)은 콜레스테롤을 혈관에서 간으로 운반하여 배출하기 때문에 고밀도 지질단백에 있는 HDL 콜레스테롤은 좋은 콜레스테롤이라고 불린다. 중성지방은 주로 에너지원으로 쓰이는 지방이다.

콜레스테롤 및 중성지방의 정상치는 나이와 성별에 따라서 다르다. 일반적인 성인은 총콜레스테롤이 200mg/dL 이하, 중성지방은 150mg/dL 이하, LDL 콜레스테롤은 130mg/dL 이하, 좋은 콜레스테롤인 HDL 콜레스테롤은 40mg/dL 이상이 정상치이다.

반대로 총콜레스테롤과 LDL 콜레스테롤이 높고, HDL 콜레스테롤이 낮으며, 중성지방이 높으면 심혈관 질환의 위험도가 높아진다. 콜레스테롤은 혈관에 동맥경화증을 일으켜서 각종 심혈관 질환의 원인이 될 수 있다. 대표적인 것이 심근경색증, 뇌졸중과 같은 뇌혈관 질환이다. 중성지방의 경우는 급성췌장염의 위험인자이기도 하다. 통풍 환자들은 비만한 경우가 많기 때문에 콜레스테롤이나 중성지

통풍과 흔히 동반되는 질병들

질병	진단 기준
비만	체질량 지수 ≥ 25kg/m²
고혈압	수축기 혈압 ≥ 140mmHg, 이완기 혈압 ≥ 90mmHg
이상지질혈증	총콜레스테롤 ≥ 200mg/dL, LDL 콜레스테롤 ≥ 130mg/dL, 중성지방 ≥ 150mg/dL
당뇨병	당화혈색소 ≥ 6.5%, 공복 혈당 ≥ 126mg/dL, 식후 혈당 ≥ 200mg/dL
신석증	영상검사상 신장결석 및 요석 분석
만성 신질환	3개월 이상 사구체 여과율 ≤ 60ml/min/1.73m²

방 수치가 높은 경우가 흔하다.

➕ 당뇨병

당뇨병은 인슐린의 작용이 부족해서 혈당이 지속적으로 높은 상태를 유지하는 질환이다. 당뇨병은 발생 원인에 따라 제1형 당뇨병과 제2형 낭뇨병으로 나뉜다. 제1형 당뇨병은 선천적으로 인슐린 생산에 문제가 있어 발생하며, 제2형 당뇨병은 인슐린 저항성이 증가하면서 혈당이 상승하는 유형으로 성인형 당뇨병의 대부분을 차지한다. 당뇨병은 당화혈색소가 6.5퍼센트 이상이거나, 공복 시 혈당이 126mg/dL 이상이거나, 무작위로 채혈한 혈장의 혈당이 200mg/dL 이상이거나, 당부하 검사(OGTT) 2시간 후 혈당이 200mg/dL 이상이면 진단할 수 있다. 당뇨병이 심해지면 다음증(지나친 갈증), 다뇨증(잦은 소변), 체중감소를 일으킬 수 있다. 장기적으로는 말초신경염, 당뇨병성 신증, 당뇨병성 망막증, 동맥경화증과 같은 합병증을 일으킬 수 있고, 심혈관 질환의 위험을 높인다. 당뇨병 환자는 일반인보다 통풍이 발병하기 쉬우며, 통풍 환자 중에도 당뇨병을 동반한 경우가 흔하다.

➕ 신석증 및 신질환

신석증(kidney stone)은 콩팥에 돌이 형성되는 질환이다. 신장에 생기는 돌은 그 성분에 따라서 몇 가지로 나뉜다. 가장 흔한 것은 칼슘에 의해서 형성된 요석(80퍼센트)이고, 요산 결정이 뭉쳐서 돌을 형성하는 경우도 5~10퍼센트를 차지한다. 통풍 환자들은 혈중 요산이 높기 때문에 요산 요석을 가지고 있는 경우가 많다. 신장에 돌이 생겨도 별다른 증상이 없을 수도 있지만, 요관으로 요석이 내려가면서 극심한 복통이나 혈뇨를 유발할 수도 있다. 컴퓨터 단층 촬영(CT)을 통해 요석의 존재를 확인할 수 있고, 소변으로부터 회수된 요석의 성분을 분석하면 요산에 의한 신석인지를 정확히 알 수 있다.

요산 결정은 신상에서 요석을 형성하지는 않더라도, 염증을 일으켜서 신장 기능을 떨어뜨리는 경우도 많다. 거꾸로 여러 원인으로 인해서 신장 기능이 떨어지면 요산 농도가 높아져서 통풍이 발생하기도 한다. 신장 기능은 신장에서 노폐물을 처리할 수 있는 능력인 사구체 여과율로 평가하며, 사구체 여과율이 60ml/min/1.73m² 이하이면 기능이 저하된 상태로 본다. 요산 결정이 그 원인이든 결과이든, 통풍 환자들은 신장 기능이 떨어져 있는 경우가 많다.

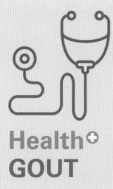

Health⊕
GOUT

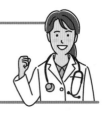

04 통풍의 진단

통풍을 가장 확실하게 진단하는 방법은 통풍이 발생한 관절에서 관절액을 채취하여 현미경으로 요산 결정을 확인하는 것이다. 통풍결절은 대개 바늘 모양을 띠며 염증세포를 찌르는 형태로 관찰된다. 하지만 극심한 통증이 있는 관절에서 바늘을 이용해 관절액을 채취하는 것은 고통스러운 과정일 뿐만 아니라 통풍관절염의 임상 양상이 매우 특징적이어서 임상적 소견만으로 진단하기도 한다. 오랫동안 고요산혈증이었던 남성에게서 급성 관절염이 첫 번째 중족지 관절에 발생했고, 더군다나 반복적으로 나타났다면 통풍관절염일 가능성이 매우 높다.

통풍 발작을 일으킨 환자의 혈액을 검사해 보면 C-반응성 단백(CRP), 혈침(ESR) 등 대부분의 염증 수치가 증가해

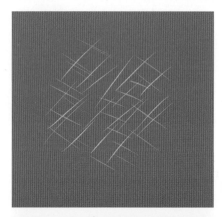

| 편광현미경으로 본
관절 내 요산 결정 모식도

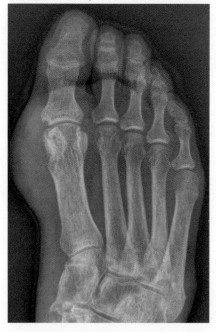

| 통풍관절염의 X선
검사에서 통풍에 의한
관절 파괴 소견

(서울대학교 영상의학과
홍성환 교수 제공)

있고 혈중 요산 농도도 상승되어 있는 경우가 많다. 하지만 통풍 환자의 12~43퍼센트는 급성 염증 단계에서 혈중 요산 수치가 정상 범위이거나 오히려 낮게 나타나 진단에 혼선을 주기도 한다. 염증이 완전히 가라앉은 후에 다시 혈중 요산 검사를 실시해 보면 대개 수치가 상승해 있는 것을 확인할 수 있다.

➕ 통풍의 영상 소견

통풍은 다양한 영상 검사를 통해서 확인할 수 있다. 통풍 발작이 일어났을 때 X선 검사를 해보면 관절 주위의 연부 조직이 부어 있는 것을 확인할 수 있다. 통풍 발작이 반복되어서 만성화되면 통풍결절이 서서히 관절 주위의 뼈를 침식해 들어가면서 뼈에 구멍을 내게 되는데, 이는 통풍관절염의 특징적인 소견이다. 컴퓨터 단층 촬영을 통해서도 비슷한 소견을 3차원적으로 확인할 수 있다. 이중에너지 컴퓨터 단층 촬영(Dual Energy CT)을 이용하면 관절 내에 침착된 요산 결정의 덩어리를 볼 수도 있다. 관절초음파 검사도 통풍 진단 시 유용하게 사용된다. 관절초음파로 통풍이 발생한 관절을 관찰해 보면 뼈 주위의 연골에 요산 결정이 침착된 것을 발견할 수 있다.

✚ 통풍으로 오인하기 쉬운 질병들

통풍은 주로 엄지발가락 관절에 발생하는 급성관절염이어서 보통 발에 관절염이 생기면 통풍이라고 생각하는 경우가 많다. 하지만 통풍과 유사한 다른 질환도 많아서 감별진단이 필요하다.

가성통풍은 요산 결정이 아닌 칼슘 결정에 의해서 급성 염증이 발생하는 관절염으로, 통풍과 매우 유사하게 급성 간헐성 관절염을 일으킨다. 가성통풍은 주로 노인에게 발생하며, 통풍과 달리 남녀의 유병률이 비슷하다. 보통은 무릎이나 발목, 손목 등에 잘 발생하는데 발 관절에도 생길 수 있다. 염증이 있는 관절에서 관절액을 채취하여 칼슘 결정을 확인해 확진한다. 통풍은 대개 고요산혈증을 보이지만 가성통풍은 혈중 요산 수치가 늘 정상이기 때문에 통풍과 구분된다.

퇴행성 관절염도 통풍과 구별해야 하는 주요한 관절염이다. 노인에게 주로 나타나는 퇴행성 관절염은 흔히 무릎, 손가락, 어깨, 허리 등에 발생하지만 엄지발가락 관절에도 잘 발생한다. 통풍은 급성 관절염이어서 갑자기 붓고 아프다가도 시간이 지나면 저절로 가라앉지만, 퇴행성 관절염은 만성 관절염이어서 관절이 천천히 아파 오다가 깨끗이

질병	특징
가성통풍	칼슘 결정에 의한 관절염. 무릎, 손목, 발목에 주로 급성 관절염의 형태로 발생한다.
퇴행성 관절염	관절 노화로 인해 주로 무릎, 허리, 어깨, 손 관절 등에 발생하는 만성 관절염. 엄지발가락 관절에도 발생한다.
감염성 관절염	발가락 관절에 세균이 침투해서 관절염을 일으키면 관절에 통증, 종창, 발적, 발열이 나타난다.
봉와직염	발가락 피부에 세균이 침투해서 발가락 전체에 통증, 발열, 종창, 발적이 나타난다.

가라앉지 않고, 조금씩 나아지다가 다시 심해지기를 반복한다.

통풍이 의심될 때 가장 문제가 될 수 있는 질환은 감염에 의한 관절염이다. 발가락에 난 상처를 통해 균이 침투하면 발가락이나 관절이 급성으로 붓고 아프고 열이 나는 등 통풍관절염과 매우 유사한 양상을 보일 수 있다. 균에 의한 감염성 관절염은 항생제로 즉시 치료하지 않으면 전신으로 균이 퍼지면서 심한 경우 패혈증에 이를 수 있기 때문에 통풍 진단 시에 반드시 확인해야 한다. 세균이 관절 안으로 들어가지 않고, 관절 주변의 피부를 감염시키는 봉와직염(cellulitis)의 경우도 통풍관절염과 비슷하게 보일 수 있으므로 주의가 필요하다.

통풍은 어떤 사람이 잘 걸리는가?

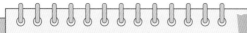

통풍은 요산 결정이 관절에 침착해서 발생한다. 따라서 다음과 같이 혈중 요산 농도가 높은 사람은 기본적으로 통풍 발작을 겪을 가능성이 더 크다.

• **남성**: 남성은 가임기 여성보다 혈중 요산이 높으므로 통풍에 걸리기 쉽다.

• **중년 이상의 나이**: 통풍은 요산이 관절에 축적되어 일으키는 염증이 원인이므로 중년 이후에 더 자주 발생한다. 통풍은 대부분 40~70세 사이에 발병한다.

• **비만**: 비만은 대사증후군의 대표적인 증상이다. 대사증후군이 있는 사람들은 비만할 뿐만 아니라 고혈압, 고지혈증, 인슐린 저항성에 따른 당뇨를 가진 경우가 많고, 고요산혈증인 경우도 많아서 통풍에 잘 걸린다. 비만하면 통풍 발작이 더 잘 발생할 뿐만 아니라, 통풍 발작 시 염증이 생긴 발에 전해지는 하중이 크므로 통증이 더 심할 수 있다.

• **고혈압 또는 고지혈증**: 고혈압이나 고지혈증이 있는 사람은 대사증후군이 있는 경우가 많아서 통풍에 걸릴 가능성이 높다.

• **육류, 술, 과당 음료를 즐기는 사람**: 퓨린 함량이 높은 육류

와 술, 특히 맥주를 즐기거나 과당이 함유된 청량음료를 즐겨 마시는 사람들은 혈중 요산이 높기 때문에 통풍에 걸릴 가능성이 높다.

- **혈중 요산을 높이는 약제를 복용하는 사람**: 이뇨제와 같이 혈중 요산을 높이는 약제를 장기간 복용하는 사람들은 통풍으로 고생할 가능성이 높다.

- **통풍을 일으키는 유전자를 가진 사람**: 일부 환자들은 요산을 많이 만드는 유전자를 가지고 있다. 이처럼 유전적으로 요산이 많이 만들어지는 사람들은 소년기나 청년기부터 통풍이 발현될 가능성이 높다.

통풍이 잘 생기는 사람들

- 남성
- 중년 이상의 나이
- 비만
- 고혈압, 고지혈증
- 육류, 술, 과당 음료를 즐기는 사람
- 혈중 요산을 높이는 **약제**(이뇨제 등)를 복용하는 사람
- 유전적으로 요산이 많이 만들어지는 사람

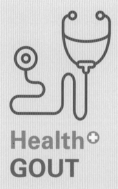

Health✛
GOUT

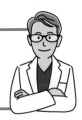

05 통풍의 발생 기전

⊕ 통풍은 왜 발생하는가?

통풍관절염이 발생하기 위해서는 ① 혈중 요산 농도가 높고(고요산혈증), ② 높은 요산 농도로 인해 요산 결정이 형성되어야 하며, ③ 요산 결정에 의해서 염증이 유발되어야 한다. 고요산혈증은 요산의 전구체인 퓨린이 다량 함유된 음식을 섭취하는 경우에도 발생할 수 있지만, 대개는 체내에서 만들어진 요산이 제대로 배출되지 않아서 발생하며, 일부는 체내에서 요산이 과도하게 생성되어 발생하기도 한다. 요산 결정이 형성되는 데 가장 중요한 요소는 요산 농도로, 통풍 환자들의 요산 수치는 8~9mg/dL 이상이다.

요산 결정에 의해서 급성 염증이 발생하는 것은 일종의 면역 반응이다. 우리 몸의 면역시스템은 요산 결정

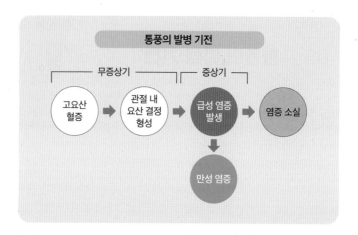

통풍의 발병 기전

┌─── 무증상기 ───┐ ┌─── 증상기 ───┐

고요산 혈증 ➡ 관절 내 요산 결정 형성 ➡ 급성 염증 발생 ➡ 염증 소실

급성 염증 발생 ⬇ 만성 염증

을 외부 침입자로 인식하여 자연 면역시스템(innate immune system)을 가동시키는데, 이 과정에서 강력한 염증 반응이 유발된다.

➕ 요산은 무엇인가?

생물체는 세포로 구성되어 있고, 각 세포는 세포질과 핵으로 이루어진다. 핵 안에는 모든 유전 정보를 담은 DNA가 포함되어 있다. DNA를 구성하는 성분 중에는 퓨린이 있는데, 퓨린이 여러 대사물질을 거치면 잔틴(xanthine)이라는 물질이 만들어지고, 최종적으로 잔틴 산화효소(xanthine oxidase)에 의해서 요산이 만들어진다. 핵은 모든 세포에 존

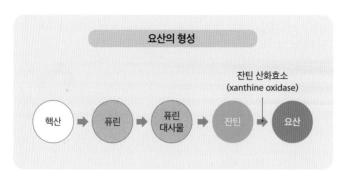

요산의 형성

핵산 ➡ 퓨린 ➡ 퓨린 대사물 ➡ 잔틴 ➡ 요산

잔틴 산화효소
(xanthine oxidase)

재하기 때문에 퓨린은 인체의 세포에서 유래할 수도 있고, 음식으로 섭취하는 고기, 야채 등 다른 생물체에서 유래할 수도 있다. 인체의 경우 특히 간, 소장, 대장, 근육, 신장 및 혈관 내피세포에 퓨린이 많은 것으로 알려져 있다.

요산은 강력한 항산화제이다. 여러 대사과정을 통해 사람의 몸에는 반응성 산소 라디칼 등과 같이 해로운 산화 물질이 쌓이는데, 요산은 이런 독성물질을 제거하는 데 중요한 역할을 한다. 요산은 면역 반응에도 중요하다. 요산은 면역세포를 자극하기 때문에, 외부에서 균이 들어왔을 때 면역세포를 활성화시켜 몸을 방어하는 역할을 하기도 한다. 이 외에도 요산은 적당한 혈중 농도를 유지할 경우 혈관 내피세포의 기능을 돕는다. 요산은 통풍과 연관되어 인체에 해로운 물질로 오해받는 경우가 많지만, 실제로는 인

요산과 관련된 질병과 실제 예

 통풍
통풍관절염

 신장 질환
급성신부전, 만성신부전, 요석증 등

 대사증후군
고혈압, 심장병, 당뇨병, 고지혈증, 지방간 등

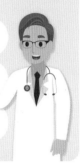

체 내에 적절히 존재해야 하는 유익한 물질이다. 혈중 요산 농도와 수명의 상관관계를 조사한 연구에 의하면, 인간은 혈중 요산 농도가 5.8~6.5mg/dL일 때 가장 오래 살 수 있으며, 요산 농도가 이보다 낮거나 높으면 생존율이 떨어지는 것으로 보고되었다.

그러나 체내의 과다한 요산은 다음과 같은 문제를 일으킬 수 있다. 첫째는 통풍이다. 통풍은 관절에 요산이 쌓여서 염증을 일으키는 질환이다. 둘째는 신장 질환이다. 요산은 대부분이 신장을 통해서 배설되기 때문에 신장에 손상을 입힐 수 있다. 신장 내에서 염증 반응을 유발해서 급성신부전을 일으킬 수도 있고, 신장에서 요산 결정을 형성해 요석을 만들기도 한다. 요산에 의한 요석은 전체 요석의 약 10퍼센트를 차지한다. 셋째는 다양한 종류의 대사증후군과 관련된다. 대사증후군으로는 고혈압, 심장병과 같은 심혈관계 질환, 인슐린 저항성을 보이는 당뇨병, 고지혈증, 지방간 등이 포함된다. 이처럼 요산은 적절한 농도에서 유익한 역할을 하지만, 과다하면 다양한 질병을 유발할 수 있어 균형 유지가 중요하다.

❖ 요산의 체내 배출 과정

생물체는 자신의 세포에서 퓨린을 생성하거나 음식을 섭취함으로써 퓨린을 획득하고 대사 작용을 통해 요산을 형성한다. 대부분의 동물은 유리케이스(uricase)라는 요산 분해효소를 가지고 있어서, 요산이 과도하게 생성되면 이를 직접 분해하여 체내 농도를 조절할 수 있다. 하지만 사람을 포함한 영장류의 경우 유리케이스가 없기 때문에, 몸에 쌓인 요산이 소변 또는 대변을 통해서 배출되어야만 적절한 요산 농도를 유지할 수 있다. 혈중 요산의 1/3은 장을 통해서 배출되고 나머지 대부분은 신장을 통해서 배출된다. 따라서 적절한 요산 농도를 유지하기 위해서는 신장 기능이 매우 중요하다.

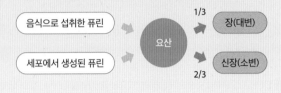

인체 내에서 요산의 생성 및 배출 과정

| 음식으로 섭취한 퓨린 |
| 세포에서 생성된 퓨린 |

요산

1/3 장(대변)

2/3 신장(소변)

신장에는 요산을 효율적으로 배출하는 특수한 전달체들이 있다. 선천적으로 요산 생성과 관련된 효소에 이상이 있어 고요산혈증이 발생하기도 하지만, 고요산혈증 환자의 상당수는 신장을 통한 요산 배출 기능이 저하되어 있는 경우가 많다.

❖ 요산은 어떻게 결정을 만드는가?

고요산혈증이 급성 염증을 일으키기 위해서는 우선 요산 결정이 만들어져야 한다. 요산 결정은 요산의 농도가 높을수록 잘 형성되며, 이론상으로는 요산 농도가 7.0mg/dL 이상이면 형성될 수 있다. 하지만 체내에는 알부민이나 당단백, 다당류 등 다양한 물질이 요산 결정의 형성을 방해하기 때문에 실제로는 요산 농도가 8~9mg/dL 이상일 때 요산 결정이 형성된다.

➊ 요산 결정은 어떻게 급성 염증을 유발하는가?

요산 결정을 현미경으로 관찰해 보면 마치 바늘 모양처럼 생겼다. 이 때문에 과거에는 바늘 모양의 요산 결정이 염증 세포를 찔러 염증이 생긴다고 추정하기도 했다. 하지만 면역학의 눈부신 발전에 따라, 요산 결정이 급성 염증을 일으키는 것은 일종의 면역 반응임이 밝혀졌다. 인간의 면역세포는 외부에서 침입한 세균을 감지하면 급성 염증 반응을 일으켜 세균을 제거하도록 설계되어 있다. 면역체계의 입장에서 요산 결정은 외부 세균으로 간주되므로, 강력한 선천면역 반응을 일으키며 인터루킨-1과 같은 염증성 사이토카인이 분비되면서 급성 염증 반응이 일어난다.

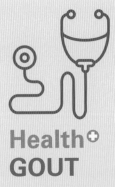

Health✛
GOUT

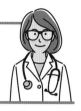

06 | 통풍 관리의 원칙

통풍은 발병 기전이 명확하게 밝혀져 있어 충분히 치료 가능한 질환이며, 요산을 적절히 조절하면 재발을 거의 완벽하게 예방할 수 있다. 하지만 통풍 관리에서 관절염 자체를 치료하는 것보다 더 중요한 것은 통풍과 밀접하게 연관된 여러 대사질환을 함께 관리하는 것이다. 통풍은 극심한 관절통을 유발하는 것이 주요한 문제이지만, 통풍 환자들은 대개 고요산혈증뿐만 아니라 비만, 고혈압, 당뇨병, 고지혈증 등 다양한 내과적 질환을 동반하는 경우가 많다. 이러한 대사질환들은 단순한 관절 통증과 달리 심혈관 질환, 신장 질환 등의 합병증을 유발하여 생명에 직접적인 영향을 미칠 수 있으므로 더욱 신중한 관리가 필요하다. 따라서 적절한 통풍 관리를 통해 급성 통풍 발작과 만성 관절염을 예방

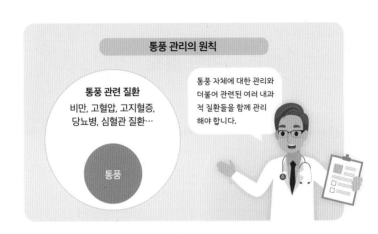

통풍 관리의 원칙

통풍 관련 질환
비만, 고혈압, 고지혈증,
당뇨병, 심혈관 질환…

통풍

통풍 자체에 대한 관리와 더불어 관련된 여러 내과적 질환들을 함께 관리해야 합니다.

하는 동시에, 통풍과 관련된 대사질환을 함께 치료하는 것이 필수적이다.

또한, 통풍 치료제인 요산저하제나 항염제를 사용할 때 환자의 신장 기능과 간 기능을 고려해야 하며, 장기적인 관점에서 환자의 건강 상태를 종합적으로 평가하는 것이 필요하다. 이러한 점에서 필요시 내분비내과나 신장내과 등의 협진을 통해 종합적인 치료 전략을 수립하는 것이 바람직하다.

결국, 통풍 관리의 궁극적인 목표는 단순히 통증을 줄이는 것이 아니라, 요산을 장기적으로 조절하고, 이를 통해 환자의 삶의 질을 높이며, 심혈관계 질환과 대사질환의 위

대한민국 최고의 명의가 들려주는 통풍

험을 낮추는 데 있다. 따라서 통풍 치료는 관절염 치료를 넘어 환자의 전반적인 건강을 개선하는 방향으로 접근해야 하며, 이에 대한 지속적인 관리가 필요하다.

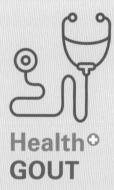

Health⊕
GOUT

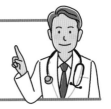

07 통풍의 약물 치료

통풍관절염은 통증이 매우 심하기 때문에 통풍 발작이 발생하면 우선 염증을 가라앉혀야 한다. 항염제를 이용해 염증을 충분히 가라앉힌 후, 요산을 낮추는 치료제를 사용하도록 한다. 요산저하제를 사용하기 시작하면 초기에는 요산 농도의 급격한 변화로 인해 오히려 통풍 발작이 더 많이 발생할 수 있다. 따라서 저용량의 항염제로 통풍 발작을 예방하면서 요산저하제를 사용해야 한다.

➕ 급성 염증의 치료

통풍 발작은 치료하지 않으면 1~2주간 극심한 통증과 염증이 지속되지만, 항염 치료를 시작하면 빠르면 수 시간 내에, 대개는 수일 내에 염증을 효과적으로 가라앉힐 수 있다. 염

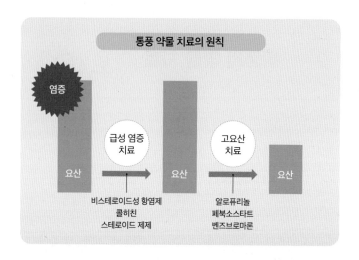

통풍 약물 치료의 원칙

염증

요산

급성 염증
치료

비스테로이드성 항염제
콜히친
스테로이드 제제

요산

고요산
치료

알로퓨리놀
페북소스타트
벤즈브로마론

요산

증 치료는 신속히 시작해야 더 효과적이다. 치료가 늦어지면 염증을 가라앉히는 데 더 많은 시간이 필요하기 때문이다. 우선은 통풍이 발생한 발을 의자 위에 올려놓고, 얼음찜질 등으로 염증을 낮추고, 항염제를 복용한다. 항염제에는 비스테로이드성 항염제, 콜히친, 스테로이드 제제 등이 있다.

비스테로이드성 항염제

비스테로이드성 항염제는 프로스타글란딘이라는 염증 매개물질의 생산을 억제함으로써 항염 효과를 나타낸다. 시클로옥시게나아제(Cyclooxygenase, COX)라고 불리는 효소

대한민국 최고의 명의가 들려주는 통풍

비스테로이드성 항염제의 종류

구분	비선택적 저해제	선택적 저해제
작용 효소	시클로옥시게나아제-1 시클로옥시게나아제-2	시클로옥시게나아제-2
저해되는 프로스타글란딘	프로스타글란딘 E2, 프로스타글란딘 I2, 트롬복산 등	프로스타글란딘 E2
주요 부작용	위궤양 등	심혈관 질환 등
예시 약제들	인도메타신, 나프록센, 아세클로페낙 등	세레콕시브 등

는 체내의 지방으로부터 다양한 프로스타글란딘을 생산하는데, 시클로옥시게나아제를 억제하는 약제가 바로 비스테로이드성 항염제이다. 시클로옥시게나아제는 시클로옥시게나아제-1과 시클로옥시게나아제-2의 두 종류가 있으며 각각 생산하는 프로스타글란딘이 다르다. 비스테로이드성 항염제는 시클로옥시게나아제-1과 시클로옥시게나아제-2를 모두 저해하는 비선택적 저해제와 시클로옥시게나아제-2만 선택적으로 차단하는 선택적 저해제로 나뉜다. 대부분의 비스테로이드성 항염제는 비선택적 저해제에 속하고, 세레콕시브는 선택적 저해제에 속한다.

비스테로이드성 항염제는 수십 종 이상으로 매우 다양하게 판매되고 있는데, 일반적으로 통풍 치료에 사용되는 비스테로이드성 항염제로는 인도메타신, 나프록센, 아세클로페낙, 세레콕시브 등이 있다. 이 외의 비스테로이드성 항염제도 통풍 치료에 사용될 수 있으며, 특정 비스테로이드성 항염제가 다른 비스테로이드성 항염제보다 특별히 더 잘 작용하는 것은 아니다.

인도메타신은 한 알이 25mg인 캡슐 제제로, 통풍 발작 시에는 보통 하루 여섯 알까지 복용한다. 나프록센은 미색의 정제로 한 알이 500mg이며, 통풍 발작의 급성 치료를 위해 하루에 두 알을 복용한다. 아세클로페낙은 흰색의 정제로서 통풍 발작의 급성 치료 시 하루에 두 알을 복용한다. 세레콕시브는 한 알이 200mg인 캡슐 제제로, 통풍 발작 시 하루 2회 복용한다.

비스테로이드성 항염제는 다양한 부작용을 일으킬 수 있다. ①소화기계 부작용으로는 상복부 통증이 흔히 나타나며, 장기간 복용할 경우 위궤양도 일으킬 수 있다. ②신장에 미치는 부작용으로는 신부전과 전신 부종이 있다. 평소 신장 기능이 떨어져 있는 환자의 경우 신부전 위험이 증가하므로 더욱 조심해서 복용해야 한다. ③간에는 간손상을 일으켜서 아스파르테이트 아미노 전달효소(Aspartate aminotransferase, AST), 알라닌 아미노 전달효소(Alanine

Memo

비스테로이드성 항염제와 병용 시 부작용 위험이 있는 약물

- **항응고제**: 와파린, 다비가트란, 에픽사반, 리바록사반 등과 같은 항응고제를 복용하고 있는 환자가 비스테로이드성 항염제를 동시에 복용하면 출혈 경향을 증가시키기 때문에 세심한 주의가 필요하다.

- **사이클로스포린**: 신장이식이나 면역질환 등의 치료를 위해서 사이클로스포린이라는 면역억제제를 사용하고 있는 환자가 비스테로이드성 항염제를 함께 복용하면 신장 기능에 이상이 생길 수 있으므로 주의해야 한다.

- **페니토인**: 정신병 치료제인 페니토인을 복용하는 환자가 비스테로이드성 항염제를 복용하면 페니토인의 혈중 농도가 높아져서 약물 부작용이 발생할 가능성이 높다.

- **다른 비스테로이드성 항염제**: 서로 다른 비스테로이드성 항염제를 동시에 복용하면 다양한 부작용이 발생할 가능성이 훨씬 높아진다. 따라서 비스테로이드성 항염제를 복용할 때는 한 종류만 복용해야 한다.

aminotransferase, ALT)와 같은 간효소 수치의 상승을 야기할 수 있다. 특히 간경화와 같이 간 기능이 떨어져 있는 환자의 경우 치명적인 간성 혼수와 같은 심각한 합병증을 유발할 수 있으므로 주의가 필요하다. ④ 심혈관계 부작용으로는 고혈압의 악화, 허혈성 심질환 등이 있다. ⑤ 혈액계에 미치는 부작용으로는 출혈 위험이 높아질 수 있다. 따라서 출혈이 예상되는 수술이나 시술 시에는 사전에 충분한 기간 동안 비스테로이드성 항염제 복용을 중지해야 한다.

콜히친

콜히친(colchicine)은 고대 그리스 시대부터 사용된 약제이며, 콜키쿰 아우툼날레(Colchicum autumnale)라는 식물에서 추출한 항염증 제제이다. 역사가 매우 깊은 약제임에도 콜히친이 어떻게 항염증 작용을 하는지는 정확히 알려져 있지 않다. 다만 콜히친은 세포의 골격을 형성하고 세포의 이동 및 분비 기능을 관장하는 튜불린(tubulin)이라는 물질에 결합하기 때문에 세포의 이동을 방해하고, 사이토카인 및 케모카인과 같은 염증 매개물질의 분비를 억제함으로써 항염증 작용을 하는 것으로 추정된다.

콜히친은 정제 형태의 약제로서 한 알은 보통 0.6mg이다. 급성 통풍이 발생하면 1시간 간격으로 통풍이 가라앉을 때까지 최대 세 알까지 복용한다. 이후부터는 하루에

1~2알을 매일 복용한다. 콜히친은 통풍 발작 발생 후 빨리 복용할수록 더 효과적이다. 급성 통풍의 치료 목적뿐만 아니라 통풍의 예방 목적으로도 사용된다. 요산저하제를 투여하기 시작하면 혈중 요산 농도가 급격히 떨어지면서 첫 3~4개월 동안은 급성 통풍 발작이 오히려 더 늘어나기 때문에 이를 예방하기 위해 항염제를 함께 복용하는데, 이때 가장 널리 사용되는 약제가 콜히친이다.

콜히친은 비교적 안전한 약제이지만 소화기 부작용이 흔히 나타난다. 약 10.8퍼센트의 환자가 복통과 설사를 겪는다. 이는 대개 약물을 복용한 지 24시간 이내에 발생하며, 약물의 용량을 줄이면 호전되기도 하지만 약을 끊어야 하는 경우도 많다. 이 외에 오심, 구토를 일으키기도 한다. 콜히친의 장기적인 부작용으로는 근육염, 말초신경염, 골수부전, 간독성 등이 있으나 매우 드물다. 신장 기능이나 간 기능이 저하된 환자는 부작용이 우려되므로 더욱 조심해서 사용해야 한다.

스테로이드 제제

염증을 가라앉힐 목적으로 사용하는 스테로이드 제제의 정확한 명칭은 글루코코르티코이드(glucocorticoid)이다. 스테로이드 제제는 가장 강력한 항염제 중의 하나로서, 세포 내에서 염증 물질이 생산되는 것을 근원적으로 차단한다.

다양한 종류의 스테로이드 제제가 있지만, 통풍의 급성 치료 목적으로 흔히 사용되는 약제는 프레드니솔론과 메칠프레드니솔론이다. 프레드니솔론 제제인 소론도정은 흰색의 정제로 한 알이 5mg이고, 메칠프레드니솔론 제제인 메치론정도 흰색의 정제로 한 알이 4mg이다. 급성 통풍 염증에는 프레드니솔론 20~40mg 또는 메칠프레드니솔론 20mg을 수일간 복용한다. 스테로이드 제제는 경구 복용뿐 아니라 주사로 관절에 직접 투여하거나 혈관 또는 근육을 통해서 투여할 수도 있다. 스테로이드 제제는 신장 기능이 저하된 환자에게도 사용할 수 있고 효과가 빨라서 유용하지만, 여러 부작용이 있다.

단기적으로는 혈당이 증가하기 때문에 당뇨 환자의 경우 조심스럽게 복용해야 한다. 또한 얼굴 등에 부종이 발생할 수 있고 손발 떨림, 불안감, 불면증 등의 부작용이 나타날 수 있다. 장기적으로는 당뇨, 체중 증가 및 비만, 감염증, 골괴사, 자반증 등이 올 수 있고 고혈압, 부정맥, 고지혈증과 같은 다양한 심혈관계 부작용이 생길 수 있다. 골다공증, 골괴사와 같은 근골격계 부작용, 우울증, 정신병, 기억력 감

대한민국 최고의 명의가 들려주는 통풍

통풍의 염증을 조절하기 위해서 사용하는 약제

약제	시판 제제	일반적인 용량 (한국인)
콜히친	콜킨정 0.6mg 콜키닌정 0.6mg	0.6~1.2mg/일
비스테로이드성 항염제	**나프록센** 낙센에프정 500mg	1000mg/일
	세레콕시브 세레브렉스캡슐 100mg, 200mg, 400mg 쎄레브이정 200mg 셀콕정 200mg 쎄레원정 200mg	200~400mg/일
	인도메타신 인도메타캡슐 25mg	150mg/일
	이부프로펜 이부프로펜정 400mg	2400mg/일
	멜록시캄 모빅캡슐 7.5mg, 15mg 멜록시캄캡슐 7.5mg, 15mg 멜콕시캡슐 7.5mg 메로빅캡슐 15mg	15mg/일
	아세클로페낙 에어탈정 100mg 아클로펜정 100mg 등	200mg/일
스테로이드 제제	**프레드니솔론** 소론도정 5mg 프레드니솔론정 5mg	20~40mg/일*
	메칠프레드니솔론 메치론정 4mg 니소론엠정 4mg 등	16~32mg/일*

*급성기에 단기간만 고용량으로 사용함.

퇴와 같은 정신과적 문제, 백내장, 녹내장과 같은 안과적 부작용을 일으키거나 면역능력을 떨어뜨려서 폐렴 등 다양한 감염증에 취약하게 만들 수도 있다.

통풍 발작 시 비스테로이드 항염제와 스테로이드 제제를 함께 사용하면 위궤양을 일으킬 가능성이 높아지기 때문에 위궤양 억제제를 함께 복용해야 한다.

그 외 생물학적 제제

비스테로이드성 항염제, 콜히친, 스테로이드 제제 모두에 반응하지 않는 경우는 인터루킨-1의 길항제인 아나킨라(Anakinra)나 카나키누맙(Canakinumab)과 같은 생물학적 제제를 사용하는 것도 가능하다.

➕ 요산을 낮추는 치료

급성 염증 치료를 통해서 염증이 충분히 가라앉으면 혈중 요산을 낮추기 위한 약제를 복용한다. 요산저하제는 한번 복용을 시작하면 대개 평생 복용하게 되기 때문에 약제 사용은 신중하게 결정해야 한다. 급성 통풍관절염이 있다고 해서 무조건 요산저하제를 사용하는 것은 아니다. 1년에 두 차례 이상 통풍 발작이 나타나거나, 통풍결절이 있거나, 통풍에 의한 관절 파괴 소견이 보이면 요산저하제를 사용하기 시작한다.

요산저하제는 혈중 요산 농도를 6.0mg/dL 이하로 유지하는 것을 목표로 용량을 조절해야 한다. 요산저하제를 처음 투여하면 초기 3개월 동안은 혈중 요산 농도에 급격한 변동이 생기면서 오히려 통풍 발작이 더 늘어날 수도 있다. 따라서 처음 6개월간은 콜히친이나 비스테로이드성 항염제를 같이 복용하다가 그 이후에는 요산저하제만 단독으로 복용하게 한다.

요산저하제는 체내에서 요산의 생성을 억제하는 약제와 생성된 요산을 소변으로 배출시켜서 요산을 낮추는 약제의 두 가지로 나뉜다. 요산 생성을 억제하는 약제로 대표적인 것이 알로퓨리놀과 페북소스타트이고, 요산 배출을 촉진하는 약제는 벤즈브로마론이다.

요산 생성 억제제

알로퓨리놀(allopurinol)은 요산억제제로서 가장 널리 사용되는 약제이다. 알로퓨리놀은 핵산 대사물인 잔틴을 요산으로 만드는 효소인 잔틴 산화효소를 억제하여 퓨린으로부터 요산이 만들어지지 못하게 한다. 알로퓨리놀을 복용하면 1~2일 차부터 요산 농도가 감소하기 시작해 1~2주 내에 최저치로 떨어진다. 알로퓨리놀은 보통 100mg 정제인데, 한국인의 경우 대개 하루에 2~4알 정도를 복용하면 적정 요산 농도를 유지할 수 있다. 알로퓨리놀은 부작용 프로파일이 잘 알려져 있으며 전반적으로 대단히 안전한 약제로, 장기간 복용해도 큰 부작용을 일으키지 않는다. 다만 0.1~0.4퍼센트에 해당하는 일부 환자의 경우 심각한 피부 과민 반응이 발생하기도 한다. 알로퓨리놀에 의한 피부 과민 반응은 약을 복용한 지 10여 일이 지나서 발생하는 것이 보통이지만, 드물게 1~2년 뒤에 나타나기도 한다. 초기에는 가려움증을 동반한 붉은 반점이 몸 여기저기에 나타나다가, 병변이 점점 퍼져 나가면서 전신에 물집이 생기고 생명을 위협할 정도로 진행되기도 한다. 이는 매우 드문 부작용이지만, 제대로 치료하지 않으면 치사율이 25~30퍼센트에 이를 수 있어 주의가 필요하다. 알로퓨리놀 피부 과민 반응은 HLA-B*5801 유전자를 가진 사람에게서 주로 발생하기 때문에 알로퓨리놀을 처방하기 전에 유전자 검사를 하기도 한다. 이 외에도 간 기능 효소의 상승, 신부전 등의 부작용이 일부 발생하기도 한다.

페북소스타트(febuxostat)는 알로퓨리놀과 마찬가지로 잔틴 산화효소를 억제해서 핵산에서 요산이 만들어지지 못하게 하는 약제이다. 한국인은 대개 하루 40mg 또는 80mg 정제 한 알을 먹으면 요산을 적절하게 조절할 수 있다. 알로퓨리놀은 하루에 2~4알을 복용해야 하는 반면, 페북소스타트는 하루 한 알만 먹으면 되니 복용이 편리하다는 장점이 있다. 하지만 페북소스타트도 알로퓨리놀과 마찬가지로 피부 과민 반응을 일으킬 수 있으며, 요산을 신속히 떨어뜨리는 과정에서 통풍 발작이 재발하는 경우가 많다. 알로퓨리놀과 달리 페북소스타트의 경우 비교적 최근에 개발된 약제이므로 장기 안전성 자료는 상대적으로 부족하다.

요산 배출 촉진제

벤즈브로마론(benzbromarone)은 신장에서 요산 배출을 촉진하는 약제이다. 벤즈브로마론은 50mg 정제이며, 한국인은 보통 하루에 반 알에서 한 알 정도를 복용하면 효과적으로 혈중 요산을 낮출 수 있다. 다만 벤즈브로마론은 신장을 통해서 요산을 배출하기 때문에 신장 기능이 심각하게 저하된 환자에게는 사용할 수 없고, 신장에 결석이 있는 경우에도 사용할 수 없다. 심각한 간 부작용이 발생할 수 있다는 보고도 있지만 실제로는 매우 드물다.

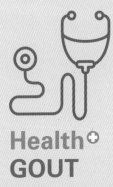

Health✛
GOUT

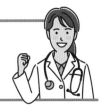

08 통풍 예방의 원칙

통풍 발작은 무척 고통스럽기 때문에 예방이 매우 중요하다. 예방은 크게 생활 습관 및 관련 질환에 대한 조절, 비약물 요법(식이 요법, 운동 등) 및 약물 요법으로 나누어서 생각해 볼 수 있다. 통풍 발작을 효과적으로 예방하기 위해서는 통풍과 관련된 위험 요인들을 이해해야 한다. 통풍과 관련된 위험 요인에는 남성, 고령, 유전과 같이 비가역적인 요소도 있지만 상당 부분은 가역적인 요인이다. 통풍 발작을 효과적으로 예방하기 위해서는 이를 효과적으로 제어해야 한다. 가역적인 요인으로는 ① 혈중 요산을 높일 수 있는 약제들, ② 통풍과 관련된 질환, ③ 요산을 증가시키는 음식이 포함된다.

이 장에서는 우선 생활 습관 및 통풍 관련 질환에 대한

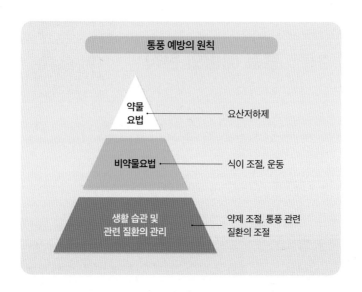

통풍 예방의 원칙

약물
요법 ────── 요산저하제

비약물요법 ────── 식이 조절, 운동

생활 습관 및
관련 질환의 관리 ────── 약제 조절, 통풍 관련
질환의 조절

조절 등 개선 가능한 요인들을 중심으로 살펴보고 이어지는 장에서 비약물 요법과 약물 요법에 대해 알아보기로 한다.

➕ 혈중 요산을 높일 수 있는 약제의 조절

혈중 요산 농도를 높일 수 있는 대표적인 약제로는 이뇨제와 베타차단제 같은 항고혈압제가 있다. 이뇨제는 소변 배출을 늘려서 혈압을 조절하는 약제이지만, 혈중 요산 농도를 높여서 통풍을 유발할 수 있다. 베타차단제는 심장 박동속도를 줄임으로써 혈압을 조절하는 약제인데, 혈중 요산

개선 가능한 통풍의 위험 요인

요인	실제 예
요산을 올리는 약제	혈압약(이뇨제, 베타차단제), 저용량 아스피린, 결핵약 등
통풍과 관련된 질환	비만, 고혈압, 고지혈증, 당뇨, 만성 신질환 등
요산을 올리는 음식	퓨린 함량이 높은 음식, 술 등

농도를 높여서 통풍 발생 위험을 증가시키는 것으로 알려져 있다. 따라서 통풍 환자가 고혈압으로 이뇨제나 베타차단제를 복용하고 있다면, 혈중 요산을 높이지 않는 다른 약제로 변경하는 것을 고려해야 하는 경우도 있다. 저용량의 아스피린도 요산 수치를 일부 올리는 효과가 있으나, 이는 허혈성 심질환 치료에 사용되는 필수적인 약제이므로 요산 증가 효과에도 불구하고 대부분의 경우 지속적으로 복용해야 한다. 이 외에도 결핵약 등 다양한 약제가 요산을 증가시킬 수 있다.

➕ 통풍 관련 질환의 조절

통풍과 관련된 질환으로는 비만, 고혈압, 고지혈증, 당뇨로 대표되는 대사증후군과 만성 신질환 등이 있다. 이들 질환은 치명적인 심혈관계 질환을 일으킬 수 있는 위험 요인들로서 그 자체로 관리가 필요할 뿐만 아니라, 비만과 같은 질환의 경우 고요산혈증과 직접적인 연관이 있기 때문에 더욱 적절한 관리가 필요하다.

❶ 체중 조절

비만은 특히 통풍 환자에게 동반되는 대사질환이나 심혈관계 질환의 위험을 높이기 때문에 적절한 체중을 유지하는 것은 통풍 환자가 지켜야 할 가장 중요한 생활 수칙이다. 운동량만 늘려서 체중을 줄이는 것은 거의 불가능하며, 음식 섭취량을 줄이고 운동을 병행하면서 체중을 감량하는 것이 바람직하다.

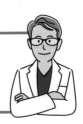

09 통풍 예방을 위한 식이 요법과 운동

❶ 통풍 환자를 위한 식이 요법

통풍 발작을 예방하기 위한 대표적인 비약물 요법이 식이 요법이다. 특정 음식은 혈중 요산 농도를 높이거나 통풍 발작을 유발할 수 있기 때문에 통풍 환자는 적절한 식이 방법을 숙지하고 있어야 한다. 식이는 통풍을 동반하는 대사질환 및 심혈관계 질환의 질병 활성도와도 직접적인 관련이 있기 때문에 더욱 중요하다. 다만 식이 조절만으로는 요산 수치를 낮추는 데에 한계가 있으므로 요산저하제가 필요한 환자가 약을 먹지 않고 식이 요법으로만 해결하려 해서는 안 된다. 식이 조절 시에는 다음의 원칙을 지키는 것이 중요하다.

첫 번째 원칙은 섭취하는 총칼로리를 줄여야 한다는

섭취하는 총칼로리를 줄인다.

퓨린이 많이 함유된 음식을 피한다.

알코올, 과당 함유 청량음료는 피한다.

대사증후군과 심혈관 질환 예방에 좋은 음식이라면 퓨린 함량이 높더라도 너무 제한할 필요는 없다.

점이다. 즉, 체중을 줄일 수 있는 식이 요법이어야 한다. 통풍은 비만한 사람에게서 많이 발생하며, 체중을 줄이면 혈중 요산 수치가 낮아진다. 한 연구에 의하면, 식사의 총칼로리를 낮춤으로써 요산을 1.7mg/dL 감소시킬 수 있다.

두 번째 원칙은 퓨린이 많이 함유된 음식을 가능한 한 피하는 것이다. 요산은 핵산의 구성 성분인 퓨린으로부터 만들어지므로 퓨린 함량이 높은 음식은 피해야 한다. 하지만 핵산은 모든 생물체에 존재하므로 퓨린을 아예 섭취하지 않는 것은 불가능하며, 따라서 퓨린이 많이 함유된 음식을 피하는 것이 현실적으로 가능한 방법이다. 퓨린 함량이 높은 음식으로는 간, 콩팥과 같은 동물의 내장류, 소고기, 돼지고기 등의 육류, 청어, 정어리, 조개 같은 어패류, 버섯, 시금치, 아스파라거스, 콩류 등의 야채가 있다.

세 번째 원칙은 알코올과 과당 함유 청량음료와 같이 퓨린이 포함되어 있지 않더라도 요산을 높일 수 있는 음식을 피하는 것이다. 알코올이나 콜라, 사이다와 같은 과당 함유 청량음료는 혈중 요산 수치를 올릴 뿐만 아니라 통풍 발작을 유발할 수 있기 때문에 가능한 한 피해야 한다.

네 번째 원칙으로는 통풍을 동반하는 대사증후군 및 심혈관 질환에 미치는 영향도 고려해야 한다는 것이다. 가령, 등 푸른 생선이나 시금치, 아스파라거스와 같은 야채는 퓨린 함량이 높은 음식으로 분류되지만, 대사증후군이나 심혈관 질환의 예방 측면에서 유익한 영양소를 함유하고 있기 때문에 무조건 피할 필요는 없다.

따라서 식단을 구성할 때 퓨린 함량뿐만 아니라 건강 전반에 미치는 영향을 고려하여 균형 잡힌 식사를 유지하는 것이 중요하다. 식이 조절의 구체적인 방법을 살펴보면 다음과 같다.

술(알코올)

알코올은 핵산 분해를 증가시켜서 퓨린 생산을 촉진하고 요산 생산을 증가시킬 뿐만 아니라, 알코올 대사 과정에서 발생하는 젖산(lactic acid)이 요산 배출을 억제해서 혈중 요산 농도를 높인다. 또한 알코올은 소변 배출 효과가 있어서 체내 수분이 빠져나가면서 혈액 내 요산이 농축되어 혈중 요산 농도를 더욱 높일 수 있다. 특히 맥주는 핵산이 다량 함유된 효모를 포함하고 있어서 알코올 중에서도 가장 안 좋다. 맥주를 하루 한 잔만 마셔도 통풍 발작의 위험이 두 배나 높아지는 것으로 알려져 있다. 저알코올 맥주나 알코올이 전혀 포함되지 않은 맥주도 통풍 발작의 위험을 증가시키므로 피해야 한다. 위스키, 보드카, 소주 등도 맥주보다는 덜하지만 통풍 발작의 위험을 높이기 때문에 피하는 것이 좋다. 하루 한 잔 정도의 적색 와인은 요산을 증가시키지 않는 것으로 보고되어 있지만 와인도 통풍 발작의 빈도를 높이기 때문에 너무 많이 마시면 안 된다.

통풍 환자는 폭음을 절대 피해야 한다. 폭음은 그 자체로 요산을 높일 뿐만 아니라, 폭음을 하다 보면 요산저하제를 복용해야 하는 것을 잊어서 통풍 발작이 오는 경우가 흔히 있다.

과당 함유 음료

콜라, 사이다와 같은 청량음료는 요산을 증가시키는 대표적인 음식이다. 청량음료에 퓨린은 포함되어 있지 않지만 단맛을 내는 과당이 다량 함유되어 있다. 과당은 대사 과정에서 요산 생성을 촉진하기 때문에 혈중 요산을 높이고 통풍 발작을 일으킬 수 있다. 특히 비만한 사람의 경우 과당 섭취 시 요산의 배출이 억제되어서 혈중 요산 수치가 더 많이 상승하는 경향이 있다. 더군다나 과당은 대사를 통해서 지방으로 변환될 수 있으므로 통풍과 관련된 대사질환이나 심혈관 질환에도 나쁜 영향을 미친다. 과일주스에도 많은 양의 과당이 함유되어 있으므로 혈중 요산 농도를 높일 수 있다. 따라서 통풍 환자의 경우 청량음료와 과당이 함유된 과일주스 섭취를 제한하는 것이 좋다. 만약 청량음료를 꼭 마시고 싶다면 과당이 포함되어 있지 않은 다이어트 콜라나 다이어트 사이다를 선택하는 것이 상대적으로 안전하다.

커피, 차

하루에 커피를 4~5잔 이상 마시면 통풍 발작이 줄어든다는 일부 보고가 있지만, 커피가 혈중 요산 농도를 직접적으로 낮추는 효과는 없다. 과량의 커피 섭취에 따른 부작용도 고

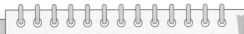

통풍 환자를 위한
현실적인 식이 조절 방법

음식의 종류가 너무 많다 보니 먹어도 되는 음식과 안 되는 음식을 따로 구분해서 기억하기도 쉽지 않다. 현실적으로 최소한 통풍 발작을 일으키는 3대 음식은 피하도록 하자. 3대 음식이라 함은 ① 퓨린 함량이 높은 육류(특히 내장류), ② 술, ③ 과당 또는 설탕이 함유된 음료이다. 비교적 자유롭게 먹어도 되는 음식은 야채, 과일, 식물성 오일이다. 커피나 차도 큰 제한 없이 마셔도 된다.

통풍 발작을 유발하는 3대 음식

술

퓨린 함량이
높은 음식
(육류, 내장)

과당 또는
설탕 함유
음료

려해야 하기 때문에 통풍 발작을 줄일 목적으로 커피를 많이 마실 필요는 없다. 차의 경우는 요산에 크게 영향을 주지 않고, 통풍 발작과도 큰 관련이 없어서 섭취를 제한할 필요는 없다.

등 푸른 생선류

등 푸른 생선류는 퓨린 함량이 높아서 통풍 환자가 피해야 할 음식 같지만, 오메가-3 불포화 지방산이 풍부하여 통풍 환자에게 문제가 되는 심혈관계 질환의 위험을 낮추어 줄 뿐만 아니라, 통풍 발작을 오히려 줄여 준다는 연구 결과도 있다. 따라서 이러한 생선류를 특별히 피할 필요는 없다.

저지방 유제품

건강한 사람에게 저지방 우유와 같은 유제품은 통풍의 발생을 줄이고 요산을 낮추어 주는 것으로 알려져 있다. 하지만 통풍 환자가 저지방 유제품을 많이 먹는다고 해서 통풍 발작이 줄어든다는 근거는 아직 없다. 더군다나 한국인은 유당불내성인 사람이 많아서 우유를 소화하지 못하는 경우가 흔하다.

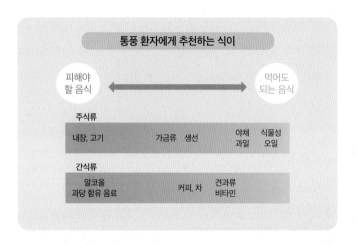

통풍 환자에게 추천하는 식이

피해야 할 음식 ← → 먹어도 되는 음식

주식류

| 내장, 고기 | 가금류 | 생선 | 야채 과일 | 식물성 오일 |

간식류

| 알코올 과당 함유 음료 | 커피, 차 | 견과류 비타민 |

비타민 C

건강한 사람이 고용량(하루 500mg 이상)의 비타민 C를 복용하면 요산을 0.5mg/dL 정도 낮출 수 있다는 보고가 있지만 통풍 환자의 요산을 낮춘다는 확실한 증거는 없다. 고용량 비타민 C의 부작용을 고려했을 때 통풍 예방 목적으로 복용을 추천하지는 않는다.

과일

과일은 청량음료와 같이 과당을 많이 함유하고 있어 혈중 요산을 올릴 수 있다. 하지만 과일은 비타민 C, 칼륨, 식이섬유, 플라보노이드, 카테킨 등 여러 유익한 성분을 포함하고 있으므로 단순 과당만큼 혈중 요산을 크게 높이지는 않는다. 가령 식이섬유는 장에서 과당이 흡수되는 것을 방해하며, 비타민 C는 요산 배출을 증가시키고 카테킨은 과당의 대사 과정을 억제하기도 한다. 과일은 또한 대사질환이나 심혈관 질환의 예방에 긍정적인 효과가 있어서 통풍 환자의 과일 섭취를 특별히 제한할 필요는 없다. 과일 중에서도 체리는 통풍 발작의 위험을 낮추어 준다는 일부 연구 결과가 있다.

❶ 통풍 환자를 위한 운동 요법

통풍 환자는 규칙적으로 운동을 해야 한다. 식이 조절과 함께 적절한 운동을 병행하면 과체중을 피할 수 있으므로 통풍의 관리 측면에서 매우 유리하다. 비만은 혈중 요산 농도를 증가시켜 통풍의 위험을 높이기 때문에 운동을 통한 체중 조절은 통풍 예방을 위한 중요한 전략이다. 또한 운동은 심혈관 질환의 발생 및 사망률을 낮추어 준다.

통풍은 대사질환의 일종이므로 통풍 환자는 일반인에 비해 고혈압, 심근경색, 뇌졸중과 같은 심혈관 질환을 겪게 될 가능성이 높은데, 운동이 심혈관 질환의 위험을 낮추어 주기 때문에 규칙적으로 운동을 하면 일석이조의 효과를

운동이 통풍에 좋은 점

- 체중 조절에 도움이 된다.
- 심혈관 질환의 위험을 낮추어 준다.
- 근육과 뼈를 튼튼하게 하고 기초 체력을 유지하게 해준다.
- 생활에 활력을 주며 자신감을 갖게 해준다.

기대할 수 있다. 아울러 운동은 근육과 뼈를 튼튼하게 하고 기초 체력을 유지하게 해줄 뿐만 아니라 기분을 좋게 만들어서 생활에 활력을 주며, 건강에 대한 자신감을 갖게 해주고, 통풍에 대한 두려움을 떨치는 데도 도움이 된다.

운동 요법의 구체적인 방법

급성 통풍기에는 운동을 해서는 안 되고 통증이 가라앉은 후에 시작해야 한다. 염증이 있는 상태에서 운동을 하면 오히려 염증을 악화시킬 수 있기 때문에, 염증이 충분히 소실되어서 운동을 해도 아프지 않을 때에 시작하는 것이 바람직하다. 관절 가동 운동부터 시작해서 근력 운동과 유산소 운동을 규칙적으로 하도록 한다.

운동의 종류

운동에는 관절 가동 운동, 근력 운동, 유산소 운동 등이 있다. 관절은 오랫동안 움직이지 않으면 강직이 발생해서 움직일 수 없게 되므로 관절 가동 운동이 중요하다. 다만, 관절염이 심해서 통증이 있을 때는 관절 가동 운동을 해서는 안 되며, 통증이 어느 정도 가라앉으면 관절을 서서히 움직여서 관절이 굳는 것을 방지해야 한다.

근력 운동은 무거운 것을 들거나 스쿼트 등을 통해 근육을 활성화하고 강화하는 운동이다. 통풍관절염이 만성화되면 마치 류마티스 관절염처럼 여러 관절에 통증이 발생하고 움직이지 못하게 되면서 관절에 연결된 근육이 점차 없어지고 근력이 현저하게 떨어질 수 있다. 처음에는 가벼운 기구를 이용해서 몸을 적응시킨 후, 점차 무거운 기구를 이용해 운동의 강도를 서서히 높여 나가야 한다. 근력 운동은 일주일에 2회 이상, 30분 정도씩 하는 것을 추천한다.

유산소 운동은 걷기, 뛰기, 수영과 같이 심박수를 늘려서 전신에 산소가 퍼져 나갈 수 있도록 하는 운동이다. 유산소 운동은 체중 조절에 효과적이며, 심혈관 질환의 위험

통풍 예방을 위한 운동

관절 가동 운동
관절 최대로 움직이기, 체조 등

근력 운동
무거운 것 들기, 스쿼트 등

유산소 운동
걷기, 뛰기, 수영, 자전거 타기 등

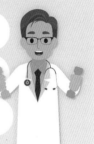

을 낮추는 데 도움이 된다. 운동은 규칙적으로 하는 것을 추천하며, 빠르게 걷기 정도의 강도라면 일주일에 150분 이상, 하루에 약 20분 이상 하는 것이 좋다.

운동의 강도

자신의 몸 상태에 맞는 운동 강도인지 판단하는 기준의 하나로 '2시간 통증 법칙'이 있다. 운동을 마치고 2시간 이상 운동 부위에 통증이 지속된다면 운동을 너무 과하게 한 것일 수 있다는 것이다. 운동을 하고 다음 날 생활이 불편할 정도로 힘들다면 운동이 과했다고도 볼 수 있다. 이런 기준을 활용해서 본인에 맞게 적절히 운동의 강도를 조절해야 한다.

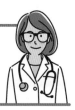

10 통풍 예방을 위한 약물 요법

통풍 발작을 효과적으로 예방하기 위해서는 혈중 요산 농도를 6mg/dL 이하로 유지해야 한다. 통풍 발작이 여러 차례 있었던 경우라면 요산 농도가 대부분 8~9mg/dL 이상이기 때문에 식사와 운동만으로는 요산 농도를 충분히 낮출 수 없다. 요산저하제를 꾸준히 복용해야만 목표한 요산 농도에 도달하는 것이 가능하다. 요산저하제로는 요산의 생성을 막는 알로퓨리놀과 페북소스타트, 요산의 소변 배출을 증가시키는 벤즈브로마론이란 약제가 널리 쓰인다. 예외가 있긴 하지만 약은 대부분 평생 먹어야 한다.

➕ 알로퓨리놀
알로퓨리놀은 요산을 생성하는 효소를 차단해서 요산을 낮추는 대표적인 약제이다. 알로퓨리놀은 흰색의 정제로 한 알은 100mg이다. 한국인은 대개 하루에 100~400mg을 복용하면 요산을 적정 수준으로 조절할 수 있다. 보통은 한 알부터 시작해 혈액 검사로 혈중 요산 농도를 측정해 가면서 환자에게 맞는 적절한 용량을 찾게 된다.

알로퓨리놀은 매우 오래된 약제로, 장기간 사용해도 일반적으로는 큰 문제가 없지만 다음과 같은 부작용이 발생하기도 한다. 피부 부작용으로는 피부 발진이 나타날 수 있으며, 이는 가볍게 지나갈 수도 있지만 일부 환자는 발진이 전신으로 퍼지면서 전신에 물집이 생기는 알로퓨리놀 과민성 반응을 일으키기도 한다. 이는 매우 드문 부작용이긴 하지만 치명적일 수 있으니 알로퓨리놀 복용 중에 피부 발진이 생기면 즉시 의사와 상의해야 한다. 또한 일부 환자에서는 간 기능 효소의 상승이나 설사, 오심(메스꺼움), 신장 기능 장애 등의 부작용이 발생할 수 있다.

➕ 페북소스타트

페북소스타트는 알로퓨리놀과 마찬가지로 요산을 만드는 효소를 억제하는 약제로서, 혈중 요산을 효과적으로 낮춘다. 흰색의 정제인 페북소스타트는 한 알이 40mg 또는

통풍 발작의 예방에 사용되는 약제

약제		실제 예	일반적인 용량 (한국인)
요산 생성을 억제하는 약제	알로퓨리놀	자이로릭정 100mg 유유알로퓨리놀정 100mg 등	100~400mg/일
	페북소스타트	페브릭정 40mg, 80mg 유리가트정 40mg, 80mg 유소릭정 40mg, 80mg 페북소정 40mg, 80mg 페고트정 40mg, 80mg 페록스정 80mg 페보트정 80mg 등	40~80mg/일
요산 배출을 촉진하는 약제	벤즈브로마론	유리논정 50mg	25~100mg/일

80mg이다. 한국인은 대개 하루에 40mg 또는 80mg을 복용하면 혈중 요산을 적절한 수준으로 유지할 수 있다. 페북소스타트는 알로퓨리놀에 비하면 비교적 최근에 출시된 약제여서 장기적인 부작용이 알로퓨리놀만큼 잘 알려져 있지는 않다. 현재까지 알려진 부작용으로는 피부 발진, 간부전, 간 대사효소의 증가, 오심, 관절통 증가 등이 있다.

➊ 벤즈브로마론

벤즈브로마론은 신장에서 작용해 요산을 소변으로 배출하

는 약제이다. 흰색의 정제 한 알은 50mg이며, 한국인의 경우는 하루 반 알 또는 한 알 정도를 복용하면 목표 요산 수치에 도달할 수 있다. 벤즈브로마론은 30년 전에 개발된 약제로서, 개발 초기에 간독성이 보고되어 미국이나 많은 유럽 국가에서는 현재까지도 사용되지 않고 있다. 하지만 장기간 사용한 결과 간독성이 실제로는 크게 문제가 되지 않는 것으로 보고되어 우리나라를 포함한 여러 국가에서는 지속적으로 사용하고 있다. 알로퓨리놀이나 페북소스타트와 달리 소변을 통해서 요산이 배출되기 때문에, 요석이 있는 환자의 경우 요석을 악화시킬 수 있으므로 복용해서는 안 된다. 간 기능이 떨어져 있는 환자도 가능한 한 복용하지 않는 것이 좋다.

부작용으로는 복통, 설사, 변비, 간 기능 장애, 과민 반응 등이 있으나 빈도가 높은 것은 아니다.

대한민국 최고의 명의가 들려주는 통풍

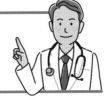

11 무증상 고요산혈증

요즘은 건강 검진이 보편화됨에 따라 통풍의 증상은 전혀 없지만 혈중 요산이 높은 것을 우연히 알게 되는 경우가 많다. 증상이 없는데 혈중 요산이 높은 상태를 무증상 고요산혈증이라고 한다.

무증상 고요산혈증은 선천적인 경우도 있고 후천적으로 발생할 수도 있다. 선천적으로는 유전자 이상에 의해서 퓨린이 과도하게 생성되거나, 신장에서 요산 배출 기능에 이상이 발생해 혈중 요산 농도가 증가할 수 있다. 후천적으로는 골수 증식 질환이나 건선과 같이 세포가 급격히 늘어나는 질환으로 인해 세포핵이 늘어나면서 퓨린 생산이 증가함에 따라 요산 수치가 올라가게 된다. 퓨린이 많이 함유된 음식을 너무 많이 먹거나, 음주를 즐기거나, 요산을 증가시키는 약제를 복용한 경우에도 요산이 증가할 수 있다.

무증상 고요산혈증은 당장에는 아무런 증상이 없지만, 다양한 질병과 연관될 수 있다. 고요산혈증과 관련된 질병은 ① 요산 결정의 침착에 의해서 발생하는 질환과 ② 요산 결정 침착과는 관련이 없지만 고요산혈증과 흔히 동반되는 질환으로 나뉜다. 요산 결정의 침착에 의한 질환으로는 통풍관절염과 요산 요석증이 대표적이다. 통풍관절염은 관절에 극심한 염증을 일으키는 질환이고, 요산 요석증은 요산 결정이 신장에 결절을 만들어서 요관을 막음으로써 심한 복통과 혈뇨를 동반하는 질환이다. 고요산혈증과 동반되는 질환에는 고혈압, 심혈관계 질환, 인슐린 내성을 나타내는 대사증후군, 만성 신질환 등이 포함된다.

따라서 무증상 고요산혈증으로 진단받았다면 첫 번째로는 비만, 고혈압, 당뇨, 고지혈증, 신부전과 같이 통풍과 관련이 없는 다른 질환이 없는지 확인해 봐야 한다. 두 번째로는 교정 가능한 고요산혈증의 원인이 있는지 확인해야 한다. 혈중 요산을 올리는 약제를 복용하고 있는지, 퓨린을 많이 함유한 음식으로 식습관이 지나치게 치우쳐 있지 않은지 검토해야 하고, 드물기는 하지만 골수 증식 질환이 있는지, 건선과 같은 피부병이 있는지도 확인해 볼 필요가 있

무증상 고요산혈증의 원인

원인	실제 예
유전질환	퓨린 과다 생산 질환, 요산 배출 이상 질환
퓨린 생산량을 높이는 질환	골수 증식 질환, 림프 증식 질환, 건선, 조직 저산소증 등
퓨린 함량이 높은 음식	내장류, 고기 등
요산을 올리는 음식	과도한 음주, 과당 함유 청량음료 등
요산 배출 장애 질환	신부전 등
약제	항암제, 이뇨제, 결핵약 등

다. 만약에 어린이의 혈중 요산이 높다면 유전병에 의한 것인지도 검토해 봐야 한다.

고요산혈증이 있다고 해서 모두 통풍관절염이 발생하는 것은 아니기 때문에, 혈중 요산이 높아도 아무런 증상이 없다면 일반적으로는 약물 치료를 바로 시작하지 않는다. 약물 치료를 시작한다는 것은 대부분 치료가 평생 지속된다는 것을 의미하기 때문에 신중해야 한다. 체중감량, 식이조절, 운동 등과 같이 비약물적 치료를 통해 요산을 조절하는 노력을 기울이는 것이 우선이다.

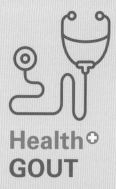

**Health ✛
GOUT**

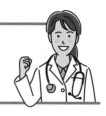

통풍에 대한 궁금증

Q 통풍은 얼마나 아픈가?

A 통풍에 걸리더라도 엄지발가락의 일부가 아픈 것일 뿐인데 왜 사람들이 그렇게 무서워하는지 의문을 가지는 사람이 많다. 통풍은 급성 염증으로, 필자의 치료 경험에 비추어 보면 그 어떤 관절염보다도 통증이 심하다. 한번은 심장의 판막부전증으로 개흉술을 받은 환자가 수술 이틀 후에 엄지발가락에 통풍 발작이 나타나서 진료를 한 적이 있었다. 그 환자는 개흉술을 위해서 흉골을 절개한 상태였고, 수술 후 통증을 조절하기 위해 고농도의 마약성 진통제를 투여 중이었다. 환자에게 물어보니, 엄지발가락에 생긴 통풍이 가슴의 뼈를 절개한 통증보다 열 배는 더 아프다고 했다. 그 정도로 통풍은 아프다. 간혹 폐경 후 여성이 통풍 발

작으로 고생하는 경우가 있는데, 환자에게 출산할 때 고통
과 비교해서 어떤 것이 더 아픈지 물으면, 대개는 통풍이
훨씬 더 아프다고 한다.

Q 통풍은 유전병인가?

A 유전적으로 요산을 많이 생성하는 효소를 가지고 있
어서 통풍이 발생할 수는 있지만, 실제로는 매우 드물다. 대
부분의 통풍은 일부 유전적 요인과 식이, 과체중과 같은 후
천적 요인이 함께 작용해서 나타난다. 대개 신장을 통해 요
산을 잘 배출하지 못하는 유전자와 다른 후천적인 요인이
겹쳐질 때 통풍이 발생한다. 즉, 아버지가 통풍 환자라고 해
서 아들이 꼭 통풍 환자가 되는 것은 아니다. 그래서 통풍
은 일반적으로 유전병으로 간주하지 않는다. 물론 통풍 환
자의 아들은 가족력이 없는 경우보다 통풍이 발생할 확률
이 높을 수는 있다.

Q 통풍과 다른 관절염의 차이점은 무엇인가?

A 관절염은 크게 급성 관절염과 만성 관절염으로 나뉘
는데, 통풍은 대표적인 급성 관절염이다. 급성 관절염은 염
증이 급격히 진행하기 때문에 염증 발생 후 수 시간에서 수

일 내에 급속히 악화되어 심한 통증을 유발한다. 급성 관절염은 통풍이 대표적이며 이 외에도 가성통풍, 감염성 관절염 등이 있다. 가성통풍은 통풍과 매우 유사한 증상을 보이지만, 요산 결정이 아닌 칼슘 결정에 의해서 발생하는 질환으로 주로 노인의 무릎 관절에서 잘 생긴다. 감염성 관절염은 관절 내에 균이 들어가서 염증을 일으키는 관절염으로, 빨리 진단해서 항생제로 치료하지 않으면 관절이 급속히 파괴되거나 균이 혈액 내로 퍼지면서 패혈증을 일으켜 생명을 앗아갈 수도 있는 질환이다.

대부분의 관절염은 만성 관절염이며, 대표적인 질환으로 퇴행성 관절염, 류마티스 관절염 등이 해당된다. 만성 관절염은 수개월에서 수년에 걸쳐 서서히 진행한다는 특징을 보인다. 퇴행성 관절염은 무릎, 허리, 어깨, 손가락 등에 잘 생기며, 주로 노인에게 발생한다. 류마티스 관절염은 중년 여성에게 잘 발생하는 질환으로 양손, 양발과 같이 주로 작은 관절에 대칭적으로 나타나며, 약 70퍼센트의 환자는 혈액 검사에서 류마티스 인자가 있는 것이 확인된다.

통풍의 또 다른 특성은 간헐성 관절염이란 점이다. 심한 관절염이 발생했다가 저절로 완전히 사라지고 다시 나타나기를 반복한다. 간헐성 관절염은 통풍이 대표적인 예이고, 가성통풍과 재발성 류마티즘도 간헐성 관절염에 해당한다. 즉, 통풍은 급성 관절염이고 간헐성 관절염이라는 점이 특징이다.

Q 혈중 요산이 정상이면 통풍 가능성이 전혀 없나?

A 통풍은 혈중 요산이 높은 환자의 요산 결정이 관절에 침착되어 염증을 유발한 상태이다. 통풍 발작이 일어났을 때 혈중 요산을 측정해 보면 대부분의 환자에서 요산 수치가 높게 나온다. 하지만 일부 환자의 경우 통풍 발작 자체가 심한 스트레스를 유발해 스트레스 호르몬이 분비되는데, 스트레스 호르몬은 혈중 요산을 일시적으로 낮추는 효과가 있다. 따라서 통풍 발작 시에 혈액 검사를 해보면 요산 수치가 정상으로 나오는 경우도 종종 있다. 또한 통풍은 관절에 있는 요산 결정에 의해 발생하기 때문에 혈중 요산은 정상일 수도 있다. 하지만 통풍 발작이 끝난 후에 다시 혈액 검사를 해보면 고요산혈증이 확인된다. 아주 드물게 정상 요산 통풍이란 병도 있다. 혈중 요산은 늘 정상이나 관절 내에 요산 결정이 있는 경우인데, 전체 통풍 환자의 10퍼센트 이내이다.

Q 혈중 요산이 높으면 모두 통풍이 생기는가?

A 혈중 요산이 높아도 통풍 발작이 발생하지 않는 상태를 무증상 고요산혈증이라고 한다. 통풍은 요산 결정이 염증을 유발할 때 발생하기 때문에, 통풍 발작 없이 혈중 요산만 높은 상태가 지속되는 것이 가능하다. 하지만 혈중 요산 농도가 지속적으로 높으면 요산 결정이 점차 관절과 연부조직에 축적될 가능성이 커지며, 결국 급성 통풍 발작이 발생할 위험이 높아진다.

Q 엄지발가락이 아프면 다 통풍인가?

A 엄지발가락이 아프다고 해서 다 통풍은 아니다. 엄지발가락은 몸의 중심부에서 가장 멀리 있기 때문에 부딪히기 쉽고 상처가 나서 세균이 들어가면 봉와직염에 걸리기도 한다. 발은 무좀이 잘 생기는 부위이므로 무좀 병변을 통해서 균이 살을 파고들면서 봉와직염이 생길 수 있다. 봉와직염이 생기면 발가락 전체와 그 주변이 붉어지면서 붓고 열이 나기 때문에, 통풍과 혼동할 수 있다. 봉와직염은 항생제로 즉시 치료하지 않으면 패혈증을 일으킬 수 있으니 조심해야 한다. 통풍관절염이 발생하는 엄지발가락 관절은 퇴행성 관절염이 자주 발생하는 부위이기도 하다. 엄지발가락

관절이 은근하게 지속적으로 수주 이상 아프다면 통풍보다는 오히려 퇴행성 관절염일 가능성이 더 높다. 엄지발가락 관절에는 가성통풍이 발생하기도 한다. 가성통풍은 칼슘 결정에 의한 급성 관절염인데, 통풍과 임상 양상이 매우 유사하다. 다만 염증을 일으키는 물질이 다른 것이다.

Q 통풍은 왜 엄지발가락에 주로 발생하는가?

A 통풍이 왜 엄지발가락 관절에 주로 발생하는지는 정확히 알려져 있지 않다. 다만, 발가락 끝은 상대적으로 온도가 낮아서 요산 결정이 더 쉽게 형성되고, 자주 부딪히다 보니 염증이 비교적 쉽게 유발될 것이라고 추정하고 있다.

Q 통풍 약은 한번 먹기 시작하면 평생 먹어야 하나?

A 통풍 환자들이 처음에 요산저하제를 처방받으면 평생 복용해야 한다는 부담감 때문에 약물 치료를 꺼리는 경우가 많다. 통풍 약을 먹기 시작하면 대부분 지속적으로 복용해야 하지만, 일부 도중에 중단할 수 있는 경우도 있다. 요산 수치 상승은 유전적 요인뿐만 아니라 퓨린이 많은 음식이나 특정 약물, 비만 등 다양한 요인에 의해 영향을 받는다. 따라서 요산저하제 복용을 시작하고 나서 체중을 충분

히 감량하고 식이 원칙을 잘 지키다 보면 혈중 요산이 현저하게 내려가서 요산저하제의 용량을 줄이거나 끊을 수 있게 되기도 한다. 하지만 흔한 일은 아니기 때문에 우선은 약을 꾸준히 복용해야 한다.

Q 통풍 약을 먹기 시작했는데 오히려 통풍 발작이 생겼다면 오진인가?

A 관절에 쌓여 있는 요산 결정이 염증을 일으키는 통풍 발작은 관절 내 요산 농도의 변화에 의해서 발생한다. 가령 퓨린 함량이 많은 음식으로 과식을 했다거나, 음주를 해서 요산 농도가 갑자기 상승하면 통풍 발작이 유발될 수 있다. 거꾸로, 혈중의 요산 농도가 갑자기 낮아져도 요산 농도의 변화가 유발되면서 통풍 발작이 나타날 수 있다. 그래서 단식을 하거나 요산저하제를 사용하기 시작하면 첫 3개월 동안은 통풍 발작이 오히려 더 흔히 나타난다. 이런 이유로 요산저하제를 처음 복용하는 환자는 첫 6개월 동안 콜히친과 같은 항염제를 같이 복용해서 통풍 발작을 예방하도록 하고 있다.

ⓠ **통풍 약을 오랫동안 복용했는데, 증상이 전혀 없다면 끊어도 되는가?**

ⓐ 통풍은 혈액 내의 고요산혈증에 의해서 발생한다. 장기간 요산저하제를 복용하면 혈액 내 요산이 적절히 조절되면서 통풍 발작이 거의 없어진다. 그래서 요산저하제를 끊고 싶은 유혹에 흔히 빠지게 된다. 하지만 대부분의 경우 요산저하제를 끊으면 다시 혈액 내 요산 농도가 높아지고, 어느 정도 시간이 지나면 관절 내에 요산 결정이 축적되어 통풍 발작이 재발하게 된다. 관절 내에 요산이 축적되고 발작이 오기까지는 상당한 시간이 걸리기 때문에 요산저하제를 끊었을 때 당장 증상이 없다고 해서 문제가 없다고 생각하기 쉽지만, 오랜 시간이 흐르면 다시 통풍 발작이 온다. 따라서 통풍 약은 꾸준히 복용해야 하며, 약물 중단 여부는 반드시 의료진과 신중하게 상의해야 한다.

ⓠ **통풍 약을 꾸준히 먹고 있는데 왜 통풍 발작이 일어나는가?**

ⓐ 앞서 설명했듯이 통풍 발작은 단순히 혈액 내 요산이 높아서 유발되는 것이 아니라, 요산 농도의 변화가 있을 때 나타난다. 따라서 요산저하제를 처음 복용하면 혈액 내 요산 농도가 갑자기 떨어지면서 오히려 통풍 발작이 나타나

대한민국 최고의 명의가 들려주는 통풍

기도 한다. 요산저하제를 꾸준히 먹고 있더라도, 관절 내에 남아 있는 요산 결정에 의해서 통풍 발작이 발생할 수 있다. 다만 요산저하제를 꾸준히 복용한다면, 시간이 지날수록 통풍 발작이 나타날 가능성은 점점 줄어든다. 또한 요산저하제를 복용하는 도중에 일어나는 통풍 발작은 약을 먹고 있지 않을 때 발생하는 통풍 발작에 비해서 대개 강도도 낮고 발작 기간도 짧아서 항염제로 쉽게 조절이 된다.

Q 통풍 약을 매일 먹다 보니 오늘 약을 먹었는지 안 먹었는지 기억이 잘 안 난다. 어떻게 해야 하나?

A 요산저하제는 꾸준히 매일 먹는 것이 가장 좋지만, 약을 먹었는지 안 먹었는지 잘 기억이 나지 않을 때가 있다. 확실하지 않으면 먹지 말고, 다음 날부터 다시 꾸준히 복용하면 된다. 하루 정도 요산저하제를 안 먹었다고 해서 혈중 요산 농도가 통풍 발작을 일으킬 정도로 크게 변하지는 않는다.

Q 통풍 약을 수십 년간 계속 복용해도 몸에 이상이 없을까?

A 요산저하제나 급성 염증을 가라앉히기 위해서 사용하는 항염제의 부작용은 대부분 복용을 시작한 지 수개월 내

에 발생한다. 알로퓨리놀이나 콜히친 같은 약제는 출시된 지 수십 년이 지났기 때문에 충분한 안전성 자료를 보유하고 있으며, 장기간 복용해도 큰 문제가 없는 것으로 알려져 있다. 그럼에도 예상치 못한 부작용이 발생할 가능성이 있으므로, 정기적인 병원 방문을 통해 신장 및 간 기능 검사 등 필요한 모니터링을 받을 필요가 있다.

ⓠ 금식을 해도 통풍 발작이 오는가?

ⓐ 과식을 하면 혈중 요산이 높아져서 관절 내의 요산 농도가 변하므로 통풍 발작이 발생할 수 있다. 금식을 하면 탈수가 일어나며, 혈중 요산 농도가 일시적으로 높아져서 통풍 발작이 나타난다. 즉, 과식을 해도, 금식을 해도 통풍 발작 가능성은 높아진다.

ⓠ 식이 조절만으로도 통풍을 치료할 수 있는가?

ⓐ 퓨린이 많이 함유된 음식은 대사를 통해 요산을 만들기 때문에, 이런 음식을 피하면 요산을 어느 정도 낮출 수 있다. 하지만 퓨린이 함유된 음식의 종류가 너무 다양해서, 아무리 철저히 퓨린 제한 식이를 해도 요산을 1mg/dL 이상 낮추기 힘들다. 따라서 요산이 약간만 높을 때는 식이

요법을 통해 통풍의 조절이 가능할 수 있지만, 통풍 발작이 자주 발생하는 상태라면 요산저하제를 사용해야 혈중 요산을 적절하게 조절할 수 있다.

Q 요산저하제를 복용하기 시작해서 요산 수치가 정상이 되면 음식은 마음대로 먹어도 되나?

A 알로퓨리놀, 페북소스타트, 벤즈브로마론 같은 요산저하제는 혈중 요산을 효과적으로 떨어뜨리는 강력한 약제이다. 그래서 요산저하제를 복용하기 시작하면 그 전보다는 식사를 좀 더 자유롭게 할 수 있다. 그간 퓨린이 함유된 모든 음식을 제한하느라고 먹지 못하던 것들을 어느 정도 먹어도 된다는 뜻이다. 다만, 너무 많이 먹어서 체중이 늘어나면 통풍과 관련된 심혈관 질환의 위험을 높일 수 있으므로 주의해야 한다. 그리고 음식에 따라서는 요산을 올릴 뿐만 아니라 직접적으로 통풍 발작을 유발하는 경우가 있다. 대표적인 경우가 맥주를 포함한 술이나 과당을 함유한 청량음료이다. 요산저하제를 복용하고 있더라도 과음을 한다면 통풍 발작이 유발될 수 있으므로 과음은 피해야 한다.

Q 통풍 환자는 입원을 하면 왜 통풍 발작을 잘 겪게 되나?

A 통풍 환자가 다른 이유로 입원을 하게 되면, 입원 후 2~3일 내에 통풍 발작을 겪게 되는 경우가 흔히 있다. 입원을 하면 평소에 먹던 요산저하제를 복용하지 않거나, 식사량이 줄면서 일부 탈수 증세가 나타나 요산 농도가 올라간다. 이와 반대로 입원에 따른 스트레스로 인해서 스트레스 호르몬이 분비되어 요산 농도가 일시적으로 낮아지거나, 링거와 같은 수액에 의해서 혈중 요산 농도가 낮아지면서 통풍 발작이 일어나기도 한다.

Q 통풍 치료를 받고 있는데 왜 통풍 발작이 또 일어나는가?

A 통풍으로 요산저하제를 먹고 있는 환자에게 통풍 발작이 재발하는 가장 흔한 이유는 약제를 불규칙하게 복용하기 때문이다. 요산저하제는 꾸준히 복용해서 요산 농도를 적절한 수준으로 유지해야 통풍 발작을 효과적으로 예방할 수 있다. 요산저하제를 불규칙하게 복용하면, 혈중 요산 농도가 계속 변하면서 오히려 통풍 발작이 더욱 유발된다. 또한 요산저하제를 꾸준히 복용해도 가끔 통풍 발작이 나타나기도 한다. 다만 이때 발생하는 통풍 발작은 강도가 약하고 기간도 짧아서 쉽게 치료된다.

Q 혈압약으로 이뇨제를 복용 중인데 통풍 진단을 받았다면 이뇨제를 끊어야 하는가?

A 이뇨제는 대표적인 고혈압 치료제로서 혈압을 효과적으로 조절해 주지만 혈중 요산 농도를 높이는 부작용이 있다. 그래서 통풍이 있는 환자에게는 혈압 조절 목적으로 이뇨제를 잘 사용하지 않는다. 하지만 혈압 조절 시에 다른 혈압약으로는 조절이 안 되거나 체내 수분을 줄이기 위해서 이뇨제를 불가피하게 써야 하는 경우도 종종 있다. 이런 경우에는 할 수 없이 이뇨제를 지속적으로 사용해야 하며, 높아진 요산 농도는 요산저하제로 낮출 수밖에 없다. 따라서 혈압약을 처방한 의사와 상의해 보는 것이 좋다.

Q 심장병으로 저용량 아스피린을 먹고 있는데 통풍이 발생했다면 아스피린 복용을 중지해야 하는가?

A 보통 저용량 아스피린이라고 하면 100mg정을 말하고, 이는 심근경색증과 같은 허혈성 심질환의 예방을 위해서 광범위하게 사용된다. 아스피린은 저용량으로 쓰일 경우 혈중 요산을 높이고, 고용량으로는 혈중 요산을 낮추는 효과가 있다. 그래서 통풍만 생각한다면 저용량 아스피린을 복용하지 말아야 할 것 같지만, 저용량 아스피린 투약을 갑자

기 중지하면 심혈관 질환을 유발할 수 있기 때문에 심혈관 질환의 치료, 예방 목적으로 복용 중이라면 절대로 복용을 중단하면 안 된다. 심혈관 질환은 생명이 달린 문제이고 통풍은 통증에 따른 문제이니, 생명이 달린 문제가 우선이다.

Ⓠ 왜 사람만 통풍에 걸리나?

Ⓐ 사람과 영장류는 선천적으로 유리케이스라는 요산 분해효소를 가지고 있지 않다. 따라서 체내에서 요산이 너무 많이 생성되거나 요산 배설에 문제가 생기면 요산이 몸에 쌓이면서 통풍이 발생한다. 반면 영장류를 제외한 다른 포유류는 요산 분해효소를 가지고 있어서, 몸에 축적된 요산을 스스로 분해하기 때문에 통풍이 발생하지 않는다.

Ⓠ 류마티스 관절염처럼 통풍으로 인해 관절이 변형될 가능성이 있는가?

Ⓐ 통풍이 만성화된다면 류마티스 관절염과 마찬가지로 여러 관절에 염증이 지속되면서 관절의 변형이 일어날 수 있다. 하지만 조기에 치료하면 관절 변형을 효과적으로 예방할 수 있기 때문에, 관절에 변형이 오는 경우는 류마티스 관절염에 비해 상대적으로 드물다.

Q 통풍은 나이가 들수록 점점 더 심해지는가?

A 통풍은 나이가 들수록 점점 더 심해지는 것은 아니고, 고요산혈증이 얼마나 오랫동안 방치되는가에 의해서 예후가 결정된다. 그래서 식이나 약물 치료로 요산이 적절하게 유지된다면 나이가 들어도 통풍이 더 심해지지 않는다. 통풍의 예후는 얼마나 관리를 잘 하느냐에 달려 있다.

Q 발에 통풍 발작이 왔다면 당장 무엇을 해야 하는가?

A 통풍 발작이 오면 관절에 심한 통증이 나타나고 벌겋게 부어오르면서 열이 난다. 무엇이라도 관절에 닿으면 극심한 통증이 동반된다. 가장 효과적인 치료는 비스테로이드성 항염제나 콜히친을 빨리 복용하는 것이지만, 당장 구할 수 없는 상황이라면 염증을 가라앉히기 위해서 발을 의자 위에 올려놓아 혈액이 관절로 쏠리지 않게 하고, 얼음찜질을 하면서 염증을 가라앉혀야 한다.

Q 발에 통풍결절이 크게 있어서 불편하다면 꼭 수술을 해야 하는가?

A 통풍결절은 요산을 적절히 조절하면 발생하지 않는다. 하지만 진단이 늦어지면 결절의 크기가 너무 커져서 보

행이나 생활에 큰 불편을 초래하는 경우도 있다. 결절의 크기가 그렇게 크지 않고 생활하는 데 당장 불편하지 않은 경우 요산저하제를 꾸준히 복용해서 혈중 요산 농도를 낮은 상태로 유지하면 대부분의 통풍결절은 서서히 녹아서 없어진다. 다만 약물로 통풍결절을 완전히 녹이는 데는 수개월에서 수년이 걸리기 때문에 조급히 생각하면 안 된다. 결절의 크기가 너무 커서 생활에 큰 지장을 일으켜 수술을 해야하는 경우도 있다. 수술이 필요하더라도 요산저하제로 혈중요산을 정상 범위로 조절한 후 수술하는 것을 추천한다. 혈중 요산이 높은 상태에서 수술하면, 수술 후 수술 부위에 통풍 발작이 와서 고생하는 경우가 종종 있다.

🅠 **통풍 환자는 여행 갈 때 어떤 준비를 해야 하나?**

🅐 해외여행 중에 통풍 발작이 발생하면 보통 난감한 것이 아니다. 통증이 워낙 심하다 보니 대개는 여행을 중단하게 된다. 하지만 여행을 중단하더라도, 극심한 통증을 안고이동하는 것은 지옥의 연속일 수밖에 없다. 그래서 통풍 환자는 해외여행 시 통풍 발작을 예방하기 위해 각별히 신경써야 한다. 특히 탈수가 되면 혈중 요산 농도가 높아지면서통풍 발작이 올 수 있다. 그래서 여행 중에는 충분한 수분을

대한민국 최고의 명의가 들려주는 통풍

섭취하여 탈수가 되지 않도록 해야 한다. 또한 여행 중 배탈이 나서 구토나 설사로 인한 탈수에 빠지면 안 되기 때문에 늘 먹는 것에 주의해야 한다. 여행 중에 통풍 발작이 나타날 것을 대비해서 비스테로이드성 항염제를 충분히 챙겨 가는 것이 좋다. 통풍의 조짐이 있으면 즉시 복용해야 한다. 평소에 요산저하제를 복용 중인 환자라면 여행 중에도 빠뜨리지 말고 매일 꾸준히 복용해야 한다.

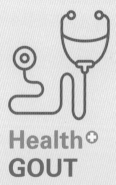

Health+
GOUT

참고문헌

Dalbeth, Nicola, et al. Gout. *Nature Reviews Disease Primers*, 2019;5:1-17.

El Ridi, Rashika, et al. Physiological functions and pathogenic potential of uric acid: A review. *Journal of Advanced Research*, 2017;8:487-493.

Gaffo, Angelo L. Clinical manifestations and diagnosis of gout. Uptodate, 2024.

Gaffo, Angelo L. Treatment of gout flares. Uptodate, 2024.

Goldstein, Gilbert. *Gout: Gout Diet and Gout Treatment*. IMB Publishing, 2015.

HR Research Alliance. *Gout. The Ultimate Guide: Everything You Must Know About Gout*. CreatSpace Independent Publishing Platform, 2016.

Huang, Lihua, et al. U-shaped association of serum uric acid with all-cause mortality in patients with hyperlipidemia in the United States: a cohort study. *Frontiers in Cardiovascular Medicine*, 2023;10:1165338.

Kang, EH, et al. Clinical features and risk factors of postsurgical gout. *Annals of the Rheumatic Diseases*, 2008;67:1271.

Konshin, Victor. *Beating Gout: A Sufferer's Guide to Living Pain Free*. 2nd ed. Ayerware Publishing, 2009.

Marriman, Tony. Pathophysiology of gout. Uptodate, 2024.

Mikuls, Ted R. Gout. *The New England Journal of Medicine*, 2022;387:1877-87.

Mount, David B. Asymptomatic hyperuricemia. Uptodate, 2024.

Neogi, Tuhina. Nonpharmacologic strategies for the prevention and treatment of gout. Uptodate, 2024.

Nuki, George, et al. A concise history of gout and hyperuricemia and their treatment. *Arthritis Research & Therapy*, 2006;8:S1.

Park, Jin Su, et al. Trends of Gout Prevalence in South Korea Based on Medical Utilization: A National Health Insurance Service Database (2002-2015). *Journal of Rheumatic Diseases*, 2020;27:174-181.

Perez-Ruiz, Fernando. Pharmacologic urate-lowering therapy and treatment of tophi in patients with gout. Uptodate, 2024.